Inhalt

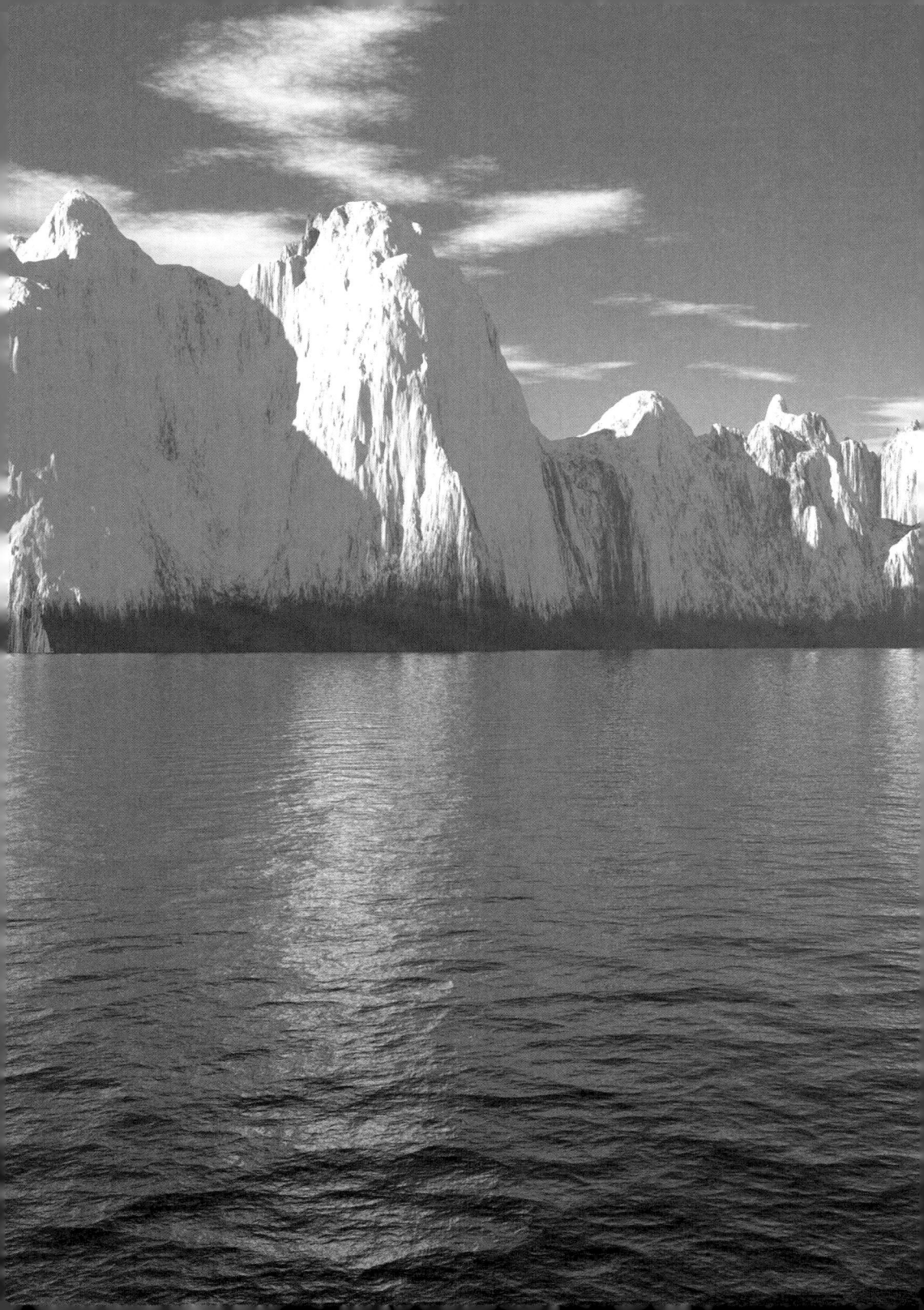

Mehr Omega 3!

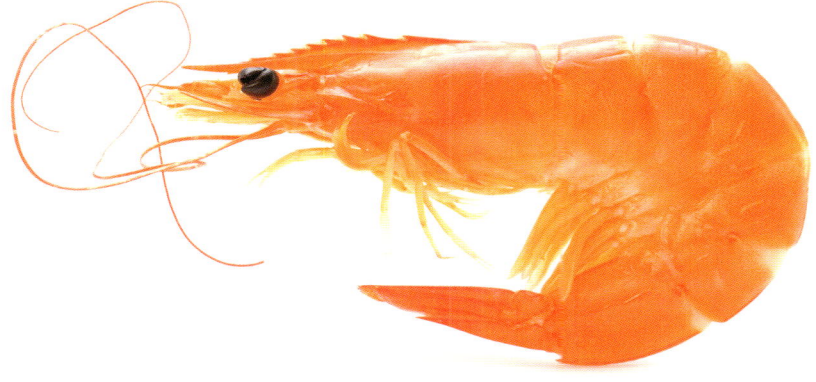

Omega-3-Fettsäuren sind für den Erhalt oder die Wiedererlangung unserer Gesundheit von unschätzbarem Wert. Das haben Wissenschaftler in zahlreichen Untersuchungen bewiesen. Anlass für die mehr als 15.000 Studien, die es heute zu Omega-3-Fetten gibt, war eine Expedition von zwei dänischen Forschern an der Nordwestküste von Grönland vor rund 35 Jahren. Dort hatten die Inuit, früher Eskimos genannt, ihre ursprünglichen Lebensgewohnheiten noch weitgehend beibehalten. Sie ernährten sich hauptsächlich von Fisch und fettem Robbenfleisch. Die Ergebnisse und Forschungsberichte waren damals eine Sensation. Obwohl sich die Ureinwohner Grönlands sehr fettreich ernährten, waren Herz-Kreislauf-Krankheiten, hoher Blutdruck, Diabetes und andere Zivilisationskrankheiten dort extrem selten.

Wie konnte das sein? In den 1950er-Jahren wurde in Amerika das Dogma vom „ungesunden Fett" geprägt. Das hat in der westlichen Welt zu einer regelrechten Fettphobie geführt hat. Weniger Fett, dafür mehr Kohlenhydrate war von nun an die Devise. Trotz - oder präziser wegen - des eingeschränkten Fettkonsums und der parallel dazu verlaufenden Kohlenhydrat-Mast wurden Amerikaner und Europäer von Jahr zu Jahr immer dicker. Die Angst vor Fett beruhte auf einer These, die der amerikanische Biochemiker Ancel Keys 1952 aufgestellt hatte. Er verglich die Fettmengen und Herzinfarktraten von Italien, Griechenland, Jugoslawien, den Niederlanden, Finnland, Japan und den USA. Er konnte aufgrund dieser Daten einen Zusammenhang von hohen Mengen gesättigter Fette in der Ernährung und der Häufigkeit von Herzinfarkten feststellen. Hätte der Biochemiker jedoch die Daten aus anderen Ländern zugrunde gelegt, beispielsweise aus Israel, Deutschland, Schweiz, Frankreich und Schweden, wäre er zu gegenteiligen Ergebnissen gekommen. Je mehr Fette, desto geringer die Herzinfarktrate.

Durch das Märchen vom bösen Fett wurde völlig ignoriert, dass wir Fett brauchen, um gesund zu bleiben. Fette erfüllen in unserem Körper wichtige Aufgaben. Omega-3- und Omega-6-Fette sind essentiell (lebensnotwendig). Die erstgenannten wirken bei vielen Erkrankungen sogar lindernd und heilend. Natürlich gibt es auch Fette, die uns nicht gut tun. Allen voran künstlich gehärtete Fette, die heute in fast jedem Fertiggericht zu finden sind, und die berüchtigten Transfettsäuren. Der Fettforscher Dr. Udo Erasmus hat schon vor einigen Jahrzehnten erkannt: Es gibt Fette, die töten und Fette, die heilen. In diesem Buch geht es primär um die heilenden Omega-3-Fette.

Fett ist nicht gleich Fett

Man unterscheidet pflanzliche und tierische, gesättigte und ungesättigte, naturbelassene und denaturierte, essentielle und nicht essentielle Fette. Ein fetter Schweinebraten ist etwas anderes als ein Wildlachssteak, und Butter ist allemal gesünder als Margarine. Leinöl, Fische und andere Meeresfrüchte sind sehr reich an lebensnotwendigen Omega-3-Fettsäuren. Fast jeder in der westlichen Welt hat einen Mangel an diesen essentiellen Fetten. Wir nehmen heute über die übliche Ernährung nur 16 Prozent der Omega-3-Menge auf, die unsere Vorfahren noch vor

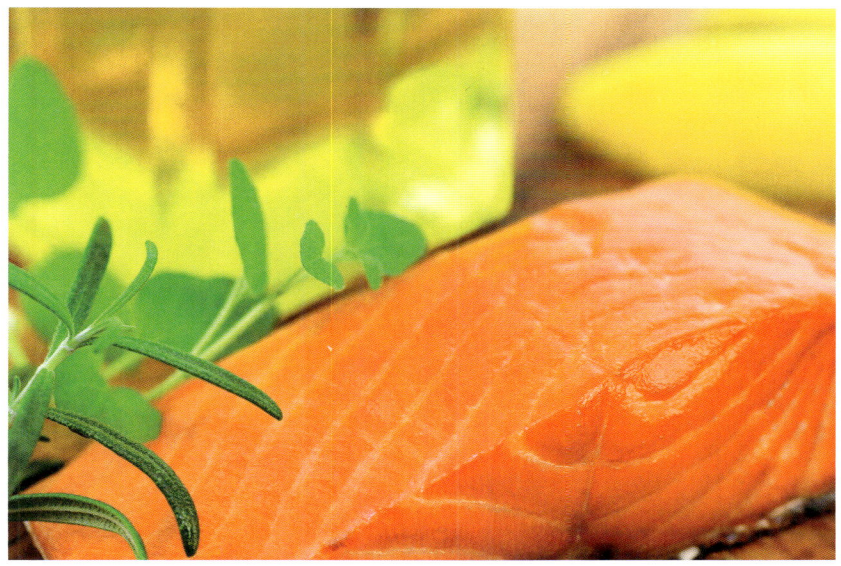

150 Jahren verzehrten. Die deutsche Gesellschaft für Ernährung empfiehlt daher neben der Verwendung von pflanzlichen Ölen zwei bis drei Fischmahlzeiten pro Woche.

Der Arzt Dr. med. Frank Liebke geht sogar noch einen Schritt weiter. Er schlägt vor, Fisch auf Rezept zu verschreiben. Hier bekommt der Begriff Fischrezept eine ganz neue Bedeutung. Frank Liebke ist nach seinen umfangreichen Recherchen sicher: „Keinen Fisch zu essen, gefährdet Ihre Gesundheit"!

Wären wir alle mit den lebensnotwendigen Omega-3-Fetten gut versorgt, gäbe es deutlich weniger Herzrhythmusstörungen, Arteriosklerose, Herzinfarkte, Schlaganfälle, Allergien, Osteoporose, Augenerkrankungen, Alzheimer-Demenz, Nierenerkrankungen, Thrombosen, Depressionen und Krebs.

Unsere Konzentrations- und Sehfähigkeit wäre besser, wir hätten viel weniger Typ 2- Diabetiker, unsere Kinder würden sich besser entwickeln, unser Immunsystem würde besser funktionieren, wenn wir uns mehr aus dem Meer ernähren würden. Unsere Blutfettwerte wären besser, chronische Entzündungen und rheumatische Beschwerden wären viel seltener, wenn der weit verbreitete Omega-3-Mangel in der zivilisierten Welt endlich behoben wäre.

Leere Meere

Bei allen gesundheitlichen Vorteilen, die Fische zu bieten haben, gibt es auch eine Kehrseite der Medaille. Fische sind oft erheblich mit Schwermetallen und anderen Giften wie Dioxin und PCB belastet. Was aber noch viel dramatischer ist: Unsere Weltmeere sind nahezu leergefischt. Man schätzt, dass heute in den Meeren im Vergleich zur vorindustriellen Zeit nur noch 10 Prozent der Fischmengen vorhanden sind. Etliche Arten in den Ozeanen sind vom Aussterben bedroht. Schätzungen gehen davon aus, dass der kommerzielle Fischfang ab dem Jahr 2048 gänzlich zum Erliegen kommt. Wenn wir so weitermachen wie bisher, sind unsere Kinder die letzte Generation, die noch Fisch essen kann. Wir brauchen eine Alternative, wenn wir uns weiterhin mit gesunden maritimen Fetten versorgen und dabei ökologische Aspekte berücksichtigen wollen.

Krillöl – Nachhaltig und gesund

Die Lösung dieses Konfliktes zwischen Gesundheit und Ökologie wurde vor einigen Jahren in der Antarktis gefunden. Eine kleine Krebsart, die als Krill bezeichnet wird. Er gehört zur selben Gattung wie Garnelen oder Hummer. Es gibt mehr als 80 verschiedene Krillarten. Nur jene aus dem Pazifik (Euphausia pacifica) und der Krill aus der Antarktis (Euphausia superba) werden für den menschlichen Verzehr verwendet. Krill wächst schnell und die kleinen Garnelen vermehren sich auch rasant. In einem Krillschwarm leben bis zu einer Million dieser winzigen Krustentiere und er kann eine Länge von bis zu sechs Kilometer haben. Die kleine Krebsart ernährt sich überwiegend von Phytoplankton, sowie Algen und steht am Anfang der Nahrungskette. Die Strömungen in der Antarktis verhindern, dass sich das Südpolarmeer mit anderen Ozeanen vermischt. Der Krill lebt daher in einem extrem sauberen Wasser.

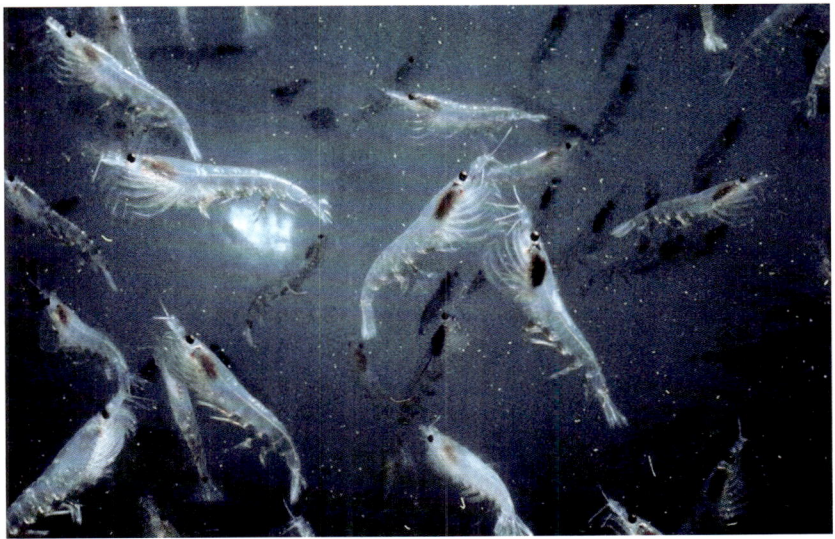
Krill

Ein Krill wiegt maximal zwei Gramm und seine Größe variiert zwischen einem und sechs Zentimetern. Die Kleinkrebse gehören zur Ordnung der Leuchtkrebse, wobei diese Bezeichnung auf die Leuchtorgane im Körper der Tiere hindeutet, die ein Licht aussenden.

Die Garnelenart ist ein regelrechter Überlebenskünstler. Krill kann seinen Stoffwechsel so herunterfahren, dass er bis zu 200 Tage ohne Nahrung auskommt. Im langen Winter ist das sehr praktisch. Wenn die Antarktis von Packeis bedeckt ist, kann er weder von Menschen, noch von größeren Fischen gefangen werden. In dieser Zeit regenerieren sich die Bestände immer wieder.

Krill ist ein norwegisches Wort und bedeutet übersetzt „Walnahrung". Auch anderen Fischen, Pinguinen und Albatrossen dient der Krill als Nahrung. Doch keine Sorge, wenn sie das gesunde Krillöl verwenden, essen Sie den Walen und den anderen Meeresbewohnern nichts weg. Zurzeit werden jährlich 200.000 Tonnen Krill gefischt. Das sind gerade mal 0,06 bis 0,13 Prozent der Menge, die von Tieren gefressen werden (die vom Krill leben). Man kann hier wirklich von Nachhaltigkeit sprechen, im Gegensatz zum Fischfang, wo Raubbau der passendere Ausdruck ist. Da der Krill eine sehr hohe Fortpflanzungsrate hat, gerät das ökologische Gleichgewicht nicht aus den Fugen, auch wenn die Nachfrage nach Krillöl in den nächsten Jahren sicherlich stark steigen wird. Ein weiblicher Krill kann zwischen 6.000 und 10.000 Eier auf einmal legen. Die Eier sinken dann nach unten in eine Tiefe von 2.000 bis 3.000 Metern. Dort sind sie vor Walen, Raubfischen und Fischern geschützt. Nach zehn Tagen Brutzeit tauchen sie auf in seichtere Gewässer.

Krillschwärme sind die größte Bio-Masse der Welt. Gegenwärtig werden nur 0,03 Prozent des Vorkommens gefischt. Rein gewichtsmäßig gibt es drei Mal so viel Krill wie Menschen auf diesem Planeten. Der WWF (World Wide Fund) ist davon überzeugt, dass der Krillfang in punkto Nachhaltigkeit wirklich vorbildlich ist. Die Fangmengen werden auch streng reglementiert. Krill wird kaum direkt verzehrt. Lediglich in Japan gilt der Minnikrebs als Delikatesse.

Vor einigen Jahren wurde ein sehr schonendes Verfahren entwickelt, um die wertvollen, fetthaltigen Inhaltsstoffe in einem Öl zu konzentrieren. Das Öl ist allerdings nicht in Flaschen erhältlich, sondern in Kapseln. Die Verkapselung ist auch absolut sinnvoll, denn so sind die empfindlichen Fettsäuren vor Sauerstoff-Oxidation geschützt.

Me(e)hr Gesundheit

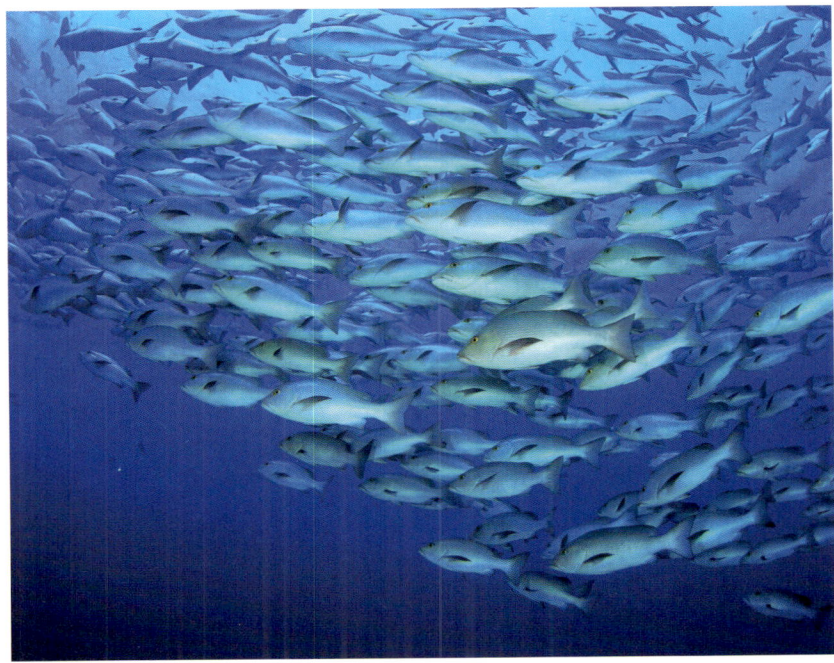

Seit vielen Jahren ist bekannt, dass Kaltwasserfische besonders gesund sind. Warum sind Lachs, Makrele, Sardinen und Garnelen aus sehr kalten Gewässern gesünder als eine Forelle oder ein Karpfen? In extremer Kälte kann nur existieren, wer extrem anpassungsfähig ist. Fische und Krebse, die sich am Südpol aufhalten, müssen regelrechte Überlebenskünstler sein.

Der Krill kann in dieser Eiseskälte nur leben, weil er über besondere Fettsäuren verfügt: die mehrfach ungesättigten Omega-3-Fette EPA (Eicosapentaensäure) und DHA (Docosahexaensäure). Diese beiden Fettsäuren sind besonders flexibel. Sie schenken dem Krill die Fähigkeit zu überleben – und uns Menschen offensichtlich auch! Das klingt zunächst reichlich übertrieben. Sieht man sich jedoch die relevanten Studien der Omega-3-Fette an, so spielen EPA und DHA eine sehr große Rolle.

Zweifellos haben auch pflanzliche Omega-3-Fette ihre gesundheitlichen Vorteile. Doch wenn es um unsere Augen, unser Herz, das Nervensystem und unser Gehirn geht, sind EPA und DHA unverzichtbar. In diesem Buch bekommen Sie hierzu noch detailliertere Informationen. Der Bedarf an EPA und DHA wurde bisher überwiegend durch Fischverzehr und Fischölkapseln gedeckt. Krillöl ist jedoch dem Fischöl - was den gesundheitlichen Wert betrifft - weit überlegen. Neben den mehrfach ungesättigten Fettsäuren enthält das Öl der kleinen Garnelenart noch Phospholipide. Die kommen in nennenswerten Mengen sonst nur noch in Eiern, Soja und Sonnenblumenkernen vor. Phospholipide sind ein wichtiger Bestandteil unserer 60 bis 90 Billionen Zellmembranen.

Das Super-Antioxidans Astaxanthin ist ebenfalls im Krillöl zu finden. Es schützt das Öl sehr wirksam vor Oxidation und uns Menschen vor freien Radikalen. Das lässt uns langsamer altern und bietet einen effektiven Schutz vor den meisten Zivilisationskrankheiten.

Krillöl ist daher für alle Menschen interessant, die ihre Gesundheit auf natürliche Weise erhalten möchten. An dieser Stelle zunächst eine kleine Übersicht, bei welchen Erkrankungen eine erhöhte Zufuhr von Omega-3 empfehlenswert ist.

Hier können Omega-3-Fettsäuren helfen

Herzerkrankungen

- Angina pectoris
- Herzrhythmusstörungen
- Arteriosklerose
- Bluthochdruck
- Hoher Cholesterinspiegel
- Hoher Triglyceridspiegel

Nervensystem

- ADHS
- Alzheimer Demenz
- Depression
- Epilepsie
- Parkinson
- Multiple Sklerose
- Konzentration / Gedächtnis

Immunsystem

- Allergien
- Arthritis
- Asthma
- Chronische Bronchitis
- Entzündungen
- Krebs
- Neurodermitis / Psoriasis

Sonstiges

- Anti-Aging
- Leistungsfähigkeit
- Regneration
- Zellstoffwechsel
- Gehirnentwicklung
- Diabetes
- Fettleber
- Gewichtskontrolle
- Wechseljahre
- Schwangerschaft (DHA)
- PMS
- Rheuma

Gute und schlechte Fette

Der Deutsch-Kanadier Dr. Udo Erasmus hat bereits 1986 ein bahnbrechendes Buch zum Thema Fett geschrieben. Der Bestseller trägt den Titel: Fats that heal – Fats that kill. Wörtlich übersetzt: Fette die heilen, Fette die töten. Da das Buch von Dr. Erasmus nie ins Deutsche übersetzt wurde, habe ich die wichtigsten Informationen daraus in dem Buch Ölwechsel für Ihren Körper zusammengefasst. Wenn Sie dieses Buch gelesen haben, dann wissen Sie bereits sehr viel zum Thema Fett. Sie können also den Rest dieses Kapitels überspringen und auf Seite 25 weiterlesen. Für alle anderen hier die Quintessenz aus dem Ölwechselbuch.

Zuerst die guten Nachrichten. Sie dürfen, ja Sie sollen täglich Fett essen! Die grundsätzliche Angst vor Fett in der westlichen Welt ist völlig unbegründet. Ohne Fett könnten wir nicht überleben. Es schützt die inneren Organe vor Kälte, Druck- und Stoßverletzungen. Jede Zelle benötigt Fette in ihrer Membran. Neben Eiweiß und Kohlenhydrate ist Fett auch ein wichtiger Energielieferant. Auch an der Synthese von Eiweiß, Hormonen und Abwehrzellen sind bestimmte Fettsäuren beteiligt.

Mit Hilfe von guten Ölen können Sie fettlösliche Toxine wie zum Beispiel Pestizide entgiften. Selbst für Ihre Schönheit sind Omega-3-Fette wichtig, denn sie halten Feuchtigkeit in der Haut zurück. Ohne Omega-3 wird Ihre Haut trocken, schuppig und sie neigt zu Entzündungen. Auch Ihre Haare verlieren an Glanz und Elastizität.

Gesättigte Fette

Rein äußerlich unterscheiden sich diese beiden Gruppen durch die Konsistenz. Die gesättigten Fette sind bei Zimmertemperatur fest. Kokosfett, Schmalz, Butterschmalz, Palmöl und Butter gehören dazu. Gesättigte Fette reagieren fast nicht mit Sauerstoff, d.h. sie sind nicht anfällig für Oxidation. Gesättigte Fette sind zum Erhitzen geeignet. Kokosöl kann bis 180 Grad erhitzt werden und ist daher ideal zum Braten und Frittieren. Mit Ausnahme von Butter sind die gesättigten Fette sehr lange haltbar. Kokosöl können Sie bis zu zwei Jahre aufbewahren, ohne dass es im Kühlschrank stehen muss. Was den gesundheitlichen Wert von gesättigten Fetten angeht, steht Kokosöl einsam an der Spitze. Es enthält primär mittelkettige Fettsäuren (MCT=Middle Chain Tryglyceride). Daher ist Kokosöl leichter verdaulich und wesentlich bekömmlicher, als andere gesättigte Fette. Die MCT-Fette werden bevorzugt zur Energiegewinnung genutzt und nicht in Fettdepots gespeichert. Aufgrund der kürzeren Kohlenstoffketten hat Kokosöl auch nur acht Kalorien pro Gramm, andere Fette dagegen neun.

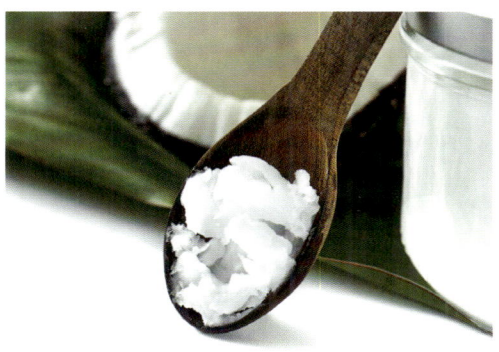

Eine Besonderheit vom Kokosöl ist der hohe Gehalt (rund 50 Prozent) an Laurinäure. Diese wirkt antiviral und antibakteriell. Im Laborversuch reagieren sogar Grippe-, Herpes-, Masern-, Hepatitis-C und Eppstein-Barr-Viren empfindlich auf die Laurinsäure.

Die Caprinsäure, die ebenfalls im Kokosöl vorkommt, bekämpft Pilzinfektionen. In tropischen Ländern, und zunehmend auch bei uns, ist Kokosöl Lebens-, Genuß-, und Heilmittel zugleich.

Ungesättigte Fette

Man unterscheidet einfach ungesättigte (z. B. die Ölsäure im Olivenöl), mehrfach ungesättigte (z. B. Alpha-Linolensäure im Leinöl) und hochungesättigte Fette (EPA und DHA), die in Fischen und Garnelen vorkommen. Die ungesättigten und vor allem die mehrfach ungesättigten Öle gehören in den Kühlschrank. Sie sind bei Zimmertemperatur flüssig.

Was bedeutet mehrfach ungesättigt? Fett ist aufgebaut aus einem Teil Glycerin und daran hängen drei Fettsäuren. Fette werden ja auch als Triglyceride bezeichnet. Ihr Arzt hat bei Ihnen sicher auch mal den Triglyceridspiegel messen lassen. Die Fettsäuren sind Moleküle aus Wasserstoff (H) und Kohlenstoff (C). Bei den ungesättigten Fettsäuren findet man sogenannte Doppelbindungen am C-Atom. Das sieht dann in chemischen Formeln so aus:

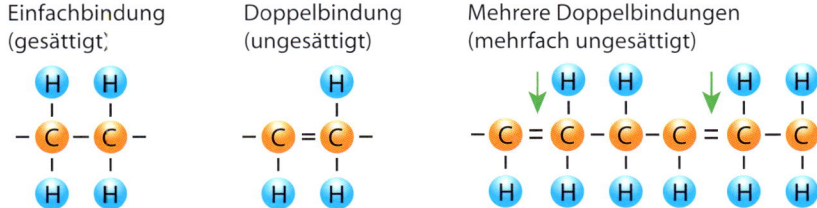

Einfachbindung (gesättigt) Doppelbindung (ungesättigt) Mehrere Doppelbindungen (mehrfach ungesättigt)

Bei den Fettsäureketten ist vorne am Glycerin der Anfang (Alpha) und am Ende der Kohlenstoffkette das, was für die Omega-Klassifizierung entscheidend ist. Die Doppelbindungen bei den ungesättigten und vor allem bei den mehrfach ungesättigten Fetten sind sehr reaktionsfreudig. Besonders gern reagieren sie mit Sauerstoff. Man spricht dann von Oxidation. Auf gut Deutsch: Das Öl wird ranzig. Daher sollten die mehrfach ungesättigten Fette, wie sie vor allem im Leinöl vorkommen, sehr schonend gepresst werden. Nach dem Pressen müssen sie kühl und dunkel gelagert werden. Bitte kaufen Sie kein Leinöl, das ungekühlt im Regal eines Geschäftes steht. Meist ist das Öl schon oxidiert (und damit gesundheitsschädlich) bevor sie die Flasche öffnen. Die reaktionsfreudigen, mehrfach ungesättigten Öle sollten Sie nach dem Öffnen innerhalb von vier bis sechs Wochen aufbrauchen. Auf gar keinen Fall sollten Sie diese Öle zum Erhitzen nehmen, denn sonst entstehen gesundheitsschädliche Substanzen.

Wo kommen die Bezeichnungen Omega 3 und Omega 6 her?

Je nachdem an welcher Stelle der Fettsäuren sich die Doppelbindungen befinden, wird die Einteilung getroffen. Bei den Omega-3-Fetten befindet sich die erste Doppelbindung am dritten Kohlenstoffatom vom hinteren Ende (Omega). Beim sechsten Kohlenstoffatom von hinten spricht man von Omega-6-Fettsäuren. Die einfach ungesättigte Ölsäure im Olivenöl ist eine Omega-9-Fettsäure. Ihre Doppelbindung befindet sich am neunten Kohlenstoffatom vom hinteren Ende (Omega).

Wichtig zu wissen

Omega-3- und Omega-6-Fettsäuren sind essentiell. Das bedeutet, Sie sollten diese täglich mit der Nahrung zuführen, da sie unser Körper nicht selbst herstellen kann. Auf die Omega-9-Fettsäure im Olivenöl könnte unser Körper verzichten, nicht jedoch auf ein Öl mit einem ausgewogenen Verhältnis von Omega 3 zu Omega 6.

Gesättigte Fette kann unser Körper auch selbst herstellen - und zwar aus Kohlenhydraten wie Brot, Nudeln, Reis, Mais, Zucker und so weiter. Das sind Nahrungsmittel, die den Blutzuckerspiegel in die Höhe treiben. Ist dieser über einen längeren Zeitraum zu hoch, wird ein Teil des Zuckers in Fett umgewandelt. Dieses setzt sich dann gern bei Männern am Bauch und bei den Frauen an den Oberschenkeln und am Po ab. Dick wird man nicht durch zu viel Fett, sondern durch zu viele Kohlenhydrate.

Wenn sie mehr darüber wissen möchten, empfehle ich das Buch: Mehr Fett! von Ulrike Gonder und Dr. Nicolai Worm. Der Untertitel trifft den Nagel auf den Kopf: Warum wir mehr Fett brauchen, um gesund und schlau zu sein. Eine Liebeserklärung an einen zu Unrecht verteufelten Nährstoff.

Was ist besser - gesättigte oder ungesättigte Fette?

Fett wurde in den vergangenen Jahrzehnten nicht nur im Allgemeinen, sondern die gesättigten Fette im Besonderen gebrandmarkt. Heute wissen wir, dass auch gesättigte Fette Vorteile für unsere Gesundheit haben. Längst gibt es einen Freispruch für Butter, rotes Palmöl und Kokosfett. Es war reiner Lobbyismus, dass diese Fette in den vergangenen Jahrzehnten durch eine geschickte Propaganda gemieden wurden. Gesättigte Fette wurden regelrecht schlecht geredet. Es würde zu weit führen, ausführlich darauf einzugehen.

Nur eines: Es wurde niemals wirklich bewiesen, dass Kokosfett das Risiko für einen Herzinfarkt erhöht. Im Gegenteil: Die Laurinsäure erhöht das „gute HDL-Cholesterin". Damit sinkt die Wahrscheinlichkeit eines Herzinfarktes sogar. Man kann demnach nicht alle gesättigten und ungesättigten Fettsäuren über einen Kamm scheren.

Daher ist folgende Einteilung sinnvoll und hilfreich.

Das sollten Sie bevorzugen:

- ✓ *Omega-3-Fettsäuren*: Lein-, Hanf-, oder Walnussöl, Fisch
  (nur solche, die nicht vom Aussterben bedroht sind oder die
  aus Bio-Zucht stammen)
- ✓ *Krillöl*, um den Bedarf an EPA und DHA zu decken
- ✓ Butter statt Margarine aufs Brot
- ✓ Zum Erhitzen Kokosöl, Butterschmalz oder Erdnussöl

Empfehlenswert für die gesunde kalte Küche ist Omega-3-Plus (eine Öl-mischung von Dr. Erasmus). Die Ölsaaten stammen aus biologischem Anbau. Das Öl wird äußerst schonend gepresst und dann unter Ausschluss von Licht und Sauerstoff abgefüllt. Das Verhältnis von Omega-3 zu Omega-6 ist optimiert, so dass Sie mit allem versorgt sind, was Ihr Körper braucht.

Das sollten Sie meiden:

- • *Transfettsäuren* in gehärteten Fetten, Fertiggerichten, Frittiertem
  und Margarine
- • *Ein zu viel an Omega-6-Fettsäuren* - sehr reichlich enthalten in
  Sonnenblumen-, Mais-, Distel-, Kürbiskern-, Traubenkern-,
  Soja-, Sesamöl und Margarine

Olivenöl wird von seinem gesundheitlichen Wert völlig überschätzt. Es schadet zwar nicht, nützt aber auch kaum, da es keine essentiellen Omega-3-Fette enthält. Lediglich einige sekundäre Pflanzenstoffe sind positiv zu bewerten. Auch die Tatsache, dass es gut schmeckt und nicht anfällig für Oxidation ist, spricht für Olivenöl. Sie sollten Olivenöl nur für kalte Speisen verwenden, den durch kochen oder braten gehen die wertvollen sekundären Pflanzenstoffe verloren.

Rapsöl wird ebenfalls völlig überbewertet. Bis vor 30 Jahren enthielt der Raps 50 bis 60 Prozent Erucasäure, die als herzschädigend gilt. Mittlerweile hat man diese schädigende Fettsäure durch Züchtung auf fünf Prozent reduziert. Dafür stieg der Ölsäuregehalt (Omega-9 = nicht essentiell) auf über 60 Prozent. Von der Omega-3-Fettsäure Alpha-Linolensäure sind nur zehn Prozent enthalten. Kaum der Rede wert, und doch durch eine breite Werbekampagne als angeblich gesundes Omega-3-Öl angepriesen wie saures Bier.

Wichtig! Das Verhältnis von Omega 6 zu Omega 3

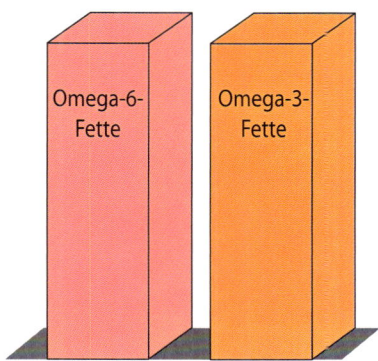

Der wichtigste Merksatz in diesem Buch:
Essen Sie **weniger Omega-6-** und **mehr Omega-3-Fette**!

Heute werden in der westlichen Welt viel zu viele Lebensmittel konsumiert, die einen hohen Anteil an Omega-6-Fetten aufweisen. Obwohl diese Fettsäure essentiell ist, hat sie im Übermaß viele Nachteile. Fleisch, Wurst, Eier, Käse, und viele Öle (z. B. Sonnenblumenöl) haben eine Omega-6-Dominanz.

Aus der Linolsäure, die darin vorkommt, kann der Körper in mehreren Schritten Arachidonsäure (AA) herstellen, eine Omega-6- Fettsäure. Arachidonsäure fördert chronische Entzündungen. Die zunehmenden Gelenks- und Darmentzündungen sind kein Zufall, sondern durch Unwissenheit angegessen.
Das tragische dabei: Chronische Entzündungen wiederum begünstigen die Entstehung von vielen weiteren Erkrankungen, wie Herzinfarkt, Demenz, Diabetes, Krebs und andere mehr. Diese Zusammenhänge sind seit mehr als 20 Jahren bekannt. Wollte man die Verbraucher wirklich schützen, dann müsste auf jeder Flasche Sonnenblumenöl stehen:

„Achtung! Die regelmäßige Verwendung dieses Öls kann Herzinfarkt, Schlaganfall, Diabetes und Demenz auslösen".

Unsere Vorfahren hatten noch ein Omega-6-zu Omega-3-Verhältnis von 1:1. Durch die heutigen Ernährung liegt das Verhältnis bei 20 Teilen Omega 6 und einem Teil Omega 3. Interessanterweise kommen die beiden Fettsäuren in unserem Gehirn in der Relation 1:1 vor.

Fettsäureanteil der Nahrung

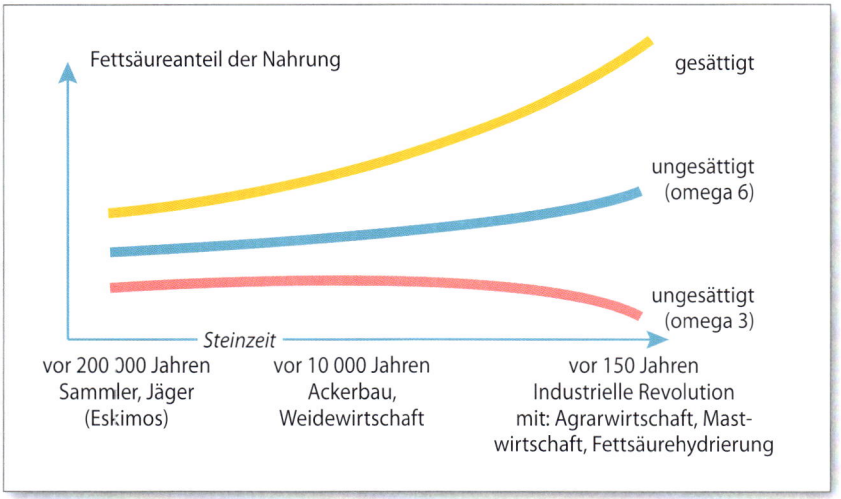

Fettsäureanteil der Nahrung
gesättigt
ungesättigt (omega 6)
ungesättigt (omega 3)
Steinzeit
vor 200 000 Jahren
Sammler, Jäger
(Eskimos)
vor 10 000 Jahren
Ackerbau,
Weidewirtschaft
vor 150 Jahren
Industrielle Revolution
mit: Agrarwirtschaft, Mast-
wirtschaft, Fettsäurehydrierung

Wer gerne Innereien oder Schweinefleisch isst, bekommt Rekordwerte von Arachidonsäure. Haben die Juden und Moslems das vielleicht instinktiv gespürt und von daher auf „Schweinereien" verzichtet? Arachidonsäure steigert die Blutgerinnung, was bei einem hohen Fleischverzehr zu Arteriosklerose und Herzinfarkt führen kann. Vermutlich ist die Herzinfarktrate in den USA deswegen so hoch. Arachidonsäure bewirkt auch eine Überreaktion des Immunsystems, wodurch Autoimmunkrankheiten und Allergien entstehen können. Eine Arachidonsäure-Mahlzeit kann durchaus einen Rheuma- oder MS-Schub auslösen. Daher hat die Initiative Selbsthilfe Multiple Sklerose Kranker e.V. folgende Übersicht erstellt.

Vorsicht: Arachidonsäure

Nahrungsmittel	Arachidonsäure*	Linolsäure*	Fettgehalt*
Schweineleber	605	620	5,7
Schweinespeck	250	6080	65,0
Schweineschulter	25	755	8,8
Kassler	25	400	5,1
Schweineschinken	15	480	5,6
Rinderleber	140	160	3,1
Rinderkeule	45	90	5,6
Rinderfilet	40	80	4,4
Tatar	30	70	3,0
Kalbskotelett	17	160	2,6
Kalbsfilet	55	160	1,4
Kalbsleber	-	250	4,0
Leberwurst	230	1500	41,0
Corned Beef (Import)	30	240	12,0
Hühnerei	130	875	11,0
Eidotter	375	2450	32,0
Butter	83	1800	83,2
Vollmilch (3,5 %)	4	90	3,5
Milch, fettarm (1,5 %)	2	60	1,5
Milchprodukte, mager	-	2	0,1
Aal	650	480	25,0
Lachs, Salm	300	440	14,0
Thunfisch	280	260	15,5
Gold-, Rotbarsch	240	100	3,6
Karpfen	190	410	5,0
Hering	55	150	18,0
Heilbutt	55	24	2,3
Forelle	30	75	2,7
Sardine	10	100	5,2
Makrele	50	200	12,0

*Angaben in mg / 100 g

Quelle: Initiative Selbsthilfe Multiple Sklerose Kranker e. V.

Wie die Tabelle zeigt, wirken sich viele tierische Lebensmittel ungünstig auf unsere Gesundheit aus: Viele enthalten grundsätzlich Arachidonsäure. Darüber hinaus nehmen wir mit diesen Produkten die Omege-6-haltige Linolsäure auf, aus der Arachidonsäure gebildet wird. Im Endeffekt nehmen wir damit eine doppelte Portion dieser entzündungsfördernden Omega-6-Fettsäure zu uns.

Wir sehen an dieser Tabelle, dass es auch bei Fischen große Unterschiede gibt. Der Aal steht auf der gleichen Stufe wie die Schweineleber. Auch Lachs und Thunfisch sind nicht optimal, was das Verhältnis von Omega 6 zu Omega 3 betrifft.

Krillöl ist in dieser Beziehung wirklich das Beste, da es größtenteils aus den Omega-3-Fetten EPA und DHA besteht. Diese wirken Entzündungen entgegen. Zusätzlich ist noch Astaxanthin enthalten, was ebenfalls anti-entzündlich ist.

Die „Superfettsäuren" DHA und EPA

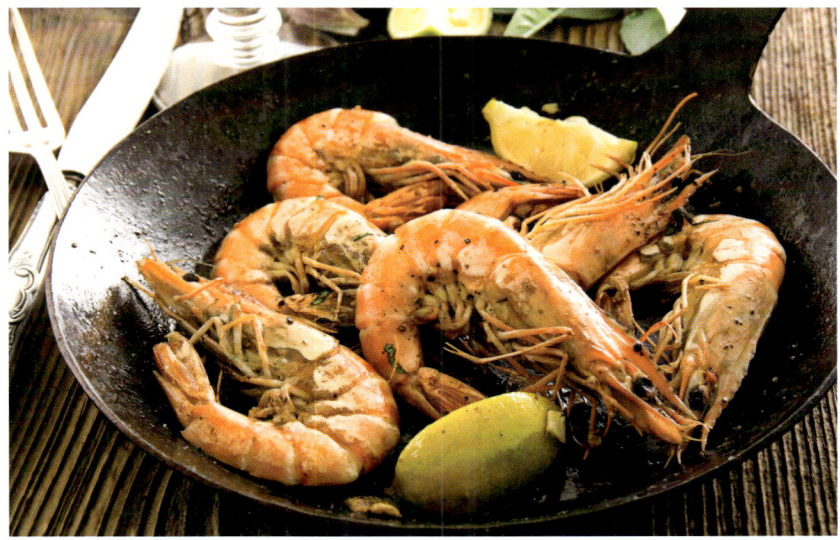

Unter den mehrfach ungesättigten Fettsäuren gibt es zwei, die eine große Vielfalt an positiven gesundheitlichen Wirkungen haben: *DHA* (Docosahexaensäure) und *EPA* (Eicosapentaensäure). Sie kommen in allen Lebewesen vor, die sich von Meeresalgen ernähren - also in (Kaltwasser-) Fischen und Garnelen wie dem Krill. Zuchtfische enthalten ganz wenig von diesen heilenden Fettsäuren, denn die Fische selbst produzieren kein *DHA* oder *EPA*, sondern sie nehmen diese über Algen auf.

Ein gesunder Mensch kann diese beiden Fettsäuren *DHA* und *EPA* unter optimalen Bedingungen auch selbst synthetisieren. Aus der Omega-3-Fettsäure Alpha-Linolensäure, die im Leinöl vorkommt, kann ein gesunder Mensch ca. zwei bis fünf Prozent in *DHA* und fünf bis zehn Prozent in *EPA* umwandeln. Allerdings gibt es viele Faktoren, die die körpereigene Synthese verhindern.

Dazu gehören:

- Erhöhte Cholesterinwerte im Blut
- Übermäßiger Stress
- Alkoholkonsum
- Erhöhte Blutzucker- und Insulinwerte
- Allergien
- Diabetes mellitus
- Verschiedene Medikamente wie Cortison, Aspirin, Ibuprofen etc.
- Übergewicht
- Mangel an Zink oder B-Vitaminen
- Transfettsäuren

Auch wenn das Verhältnis von Omega-3 zu Omega-6 im Körper nicht stimmt, funktioniert die Eigensynthese von *EPA* und *DHA* nicht. Das ist sehr oft der Fall, denn in den meisten Küchen werden Öle verwendet, die viel zu viel Omega-6-Fette enthalten. Dazu gehören Sonnenblumen-, Kürbis, Maiskeim-, Distel- und Traubenkernöl.

Bei kleinen Kindern funktioniert die körpereigene *EPA*- und *DHA*-Synthese noch nicht, da ihnen die notwendigen Enzyme fehlen. Das Gleiche trifft für ältere Menschen zu. Ab dem 35. Lebensjahr lässt die Enzymproduktion langsam nach. In der Regel kann man sagen: Je älter, desto weniger körpereigene Enzyme hat der Mensch. Die oben genannten Punkte werden in der Ernährungswissenschaft limitierende Faktoren genannt.

Der Begriff essentiell bedeutet, dass wir uns bestimmte Bausteine mit der Ernährung unbedingt zuführen müssen, da sie lebensnotwendig sind. Unser Körper kann sie nicht selbst herstellen. Zu den essentiellen Stoffen gehören Vitamine, Spurenelemente, Mineralstoffe, acht Aminosäuren (Eiweißbausteine) und die beiden Fettsäuren Omega-3 und Omega-6.

EPA und *DHA* gehören zur Omega-3-Gruppe. Sie werden von Experten auch als semi-essentiell bezeichnet. Das bedeutet für manche Menschen sind sie lebensnotwendig, für andere nicht. Wenn Sie regelmäßig Alkohol trinken oder hohe Cholesterinwerte haben, im fortgeschrittenen Alter sind oder einen anderen limitierenden Faktor haben, ist davon auszugehen, dass Sie unter einem *EPA*- und *DHA*-Mangel leiden. Mit zwei bis vier Krillölkapseln pro Tag sind Sie auf der sicheren Seite, was Ihre Versorgung betrifft.

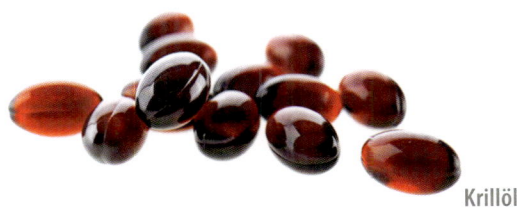

Krillöl

EPA und *DHA* spielen generell eine wichtige Rolle für Gehirn und Nerven. Man vermutet sogar, dass die menschliche Entwicklung evolutionär einen Riesensprung gemacht hat, als unsere Vorfahren begannen Fisch zu essen. Bereits 1999 haben Forscher von der University Toronto (Kanada) darauf hingewiesen, dass die essentielle Fettsäure *DHA* - ohne die das menschliche Gehirn sich nicht normal entwickeln kann - hauptsächlich in Schalentieren und Fischen zu finden ist. Und damit am Meer oder an den Ufern von Seen und Flüssen.

Der Umzug unserer Vorfahren aus Wäldern und Steppen ans Wasser muss den Wissenschaftlern zufolge einer der Gründe gewesen sein, warum das Gehirn der Urmenschen immer größer wurde. Andere Forscher unterstützen diese Idee, denn frühe Hominiden siedelten, ihren Daten zufolge, auch in Afrika vornehmlich am Wasser. An vielen dieser Orte fand man Überreste von Fischmahlzeiten.

Rein biochemisch betrachtet, hat DHA sechs Doppelbindungen und EPA fünf. Das macht sie zu sehr reaktionsfreudigen Fetten. Im Gehirn ist das sehr wichtig, deshalb findet man zum Beispiel an den Synapsen eine erhöhte Konzentration von DHA.

DHA und EPA sind mit Abstand jene Lebensmittel-Inhaltsstoffe, die am besten erforscht sind. Jährlich kommen Dutzende neue, spannende Studien dazu. An dieser Stelle zunächst eine kurze Übersicht. Auf manche Studien wird im Verlauf des Buches noch ausführlicher eingegangen.

Studien zu EPA und DHA

Alzheimer:

Erinnerungsfähigkeit und Gedächtnisfunktion werden verbessert und hielten bis zu sechs Monaten an. Die Studie aus dem Jahr 2000 mit 64 Teilnehmern zeigte, dass *EPA* und *DHA* zur Prävention und Therapie bei Alzheimer geeignet ist.

Arteriosklerose:

Signifikante Verminderung der Tissue Faktor-Aktivität (Gewebefaktor, ein an der Blutgerinnung beteiligtes Protein) von 31 bis zu 40 Prozent. Die Teilnehmer bekamen über 24 Wochen drei Gramm *EPA* und *DHA*. Eine weitere Studie bewies die geringere Blutplättchenadhäsion. Durch die verminderte Klebrigkeit der Blutplättchen wird das Risiko für Thrombose erheblich reduziert.

Arthritis:

Signifikante Verminderung der Zahl an Gelenkschwellungen. Die makrophage Interleukin-1-Produktion wurde um 54,7 Prozent vermindert.

Augenerkrankungen:

Eine Langzeitstudie von 1984 bis 1996 mit rund 72.000 Teilnehmern über 50 Jahre bewies den schützenden Effekt von *DHA* vor altersbedingter Makula-Degeneration.

Blutfette, Cholesterin und Bluthochdruck:

Zu diesem Bereich gibt es die meisten Studien. Die Ergebnisse kurz zusammengefasst:

- Verbesserung des LDL : HDL Verhältnis

- Senkung der LDL – Werte

- Senkung des Herzinfarktrisikos um bis zu 43 Prozent

- Reduzierung des systolischen und diastolischen Blutdrucks

- Senkung der Triglyceridwerte

Studien zu EPA und DHA

Colitis Ulcerosa (entzündliche Darmerkrankung):
Verbesserung der histologischen Werte und der IgM-, CD3-sowie HLA –Werte.

Depression:
Mehrere Studien zeigten, dass Menschen, die an Depressionen leiden, mit Omega-3-Fettsäuren unterversorgt sind. Deutliche Verbesserung der Symptomatik vor allem durch EPA.

Diabetes mellitus:
Omega-3-Fettsäuren vermindern Insulinresistenz

Hautkrankheiten:
Da Omega-3-Fette stark entzündungshemmend sind, gibt es gute Ergebnisse bei Neurodermitis und Psoriasis.

Herzinfarkt:
In der großen GISSI-Studie mit über 11.000 Herzpatienten, die bereits einen ersten und zweiten Infarkt überlebten, kam es zu einer Reduktion der Todesfälle um 20 Prozent. Die Teilnehmer bekamen ein Gramm EPA und DHA pro Tag.

Kleinkinder (Gehirn- und Sehleistung):
Eine umfangreiche Studie wurde im Jahr 2003 veröffentlicht. Über einen Zeitraum von vier Jahren wurden 341 schwangere Frauen bereits 4,5 Monate vor der Geburt begleitet. Sie bekamen zwei Gramm DHA und EPA pro Tag. Die Kleinkinder wurden mindestens bis zum dritten Monat gestillt. Die Kinder, deren Mütter während der Schwangerschaft und Stillzeit mehrfach ungesättigte Fettsäuren konsumierten, hatten einen größeren Kopfumfang und schnitten bei späteren IQ-Tests besser ab. Auch eine Meta-Analyse von 26 Studien zeigte, dass gestillte Babys später im Leben um fünf Punkte besser in Intelligenztests abschnitten, als mit Flaschenmilch ernährte Babys. (Kuhmilch enthält weder DHA noch EPA)

Studien zu EPA und DHA

Menstruationsschmerz:
Hierzu gibt es zwei Studien aus den Jahren 1995 und 1996. In beiden konnte eine Reduzierung der Menstruationssymptome durch DHA und EPA nachgewiesen werden.

Morbus Crohn:
Wie bei vielen entzündlichen Erkrankungen bessert sich die Darmerkrankung Morbus Crohn durch marine Omega-3-Fettsäuren. Es gibt auch Hinweise darauf, dass EPA und DHA das Risiko einer Autoimmunisierung reduzieren.

Multiple Sklerose:
In einer Studie aus dem Jahr 2000 wurden 16 MS-Patienten zwei Jahre lang mit 0,9 g DHA und EPA supplementiert. Auch hier kam es zu einer signifikanten Reduzierung der Schübe.

Rheuma:
Bei dieser entzündlichen Erkrankung ist eine Besserung durch Omega-3-Fettsäuren eindeutig nachgewiesen. Im Jahr 1990 wurden 20 Patienten mit rheumatoider Arthritis über 24 Wochen begleitet. Sie bekamen 2,9 Gramm EPA und DHA pro Tag.

Nach einem halben Jahr konnte eine signifikante Verminderung der geschwollenen Gelenke diagnostiziert werden. Auch 45 klinische Indikatoren besserten sich um bis zu 54,7 Prozent.

In weiteren Studien mit 90 und 64 Patienten konnte der Bedarf an antirheumatischen Medikamenten durch DHA und EPA nach drei Monaten signifikant reduziert werden.

Die Gehirnfettsäure DHA

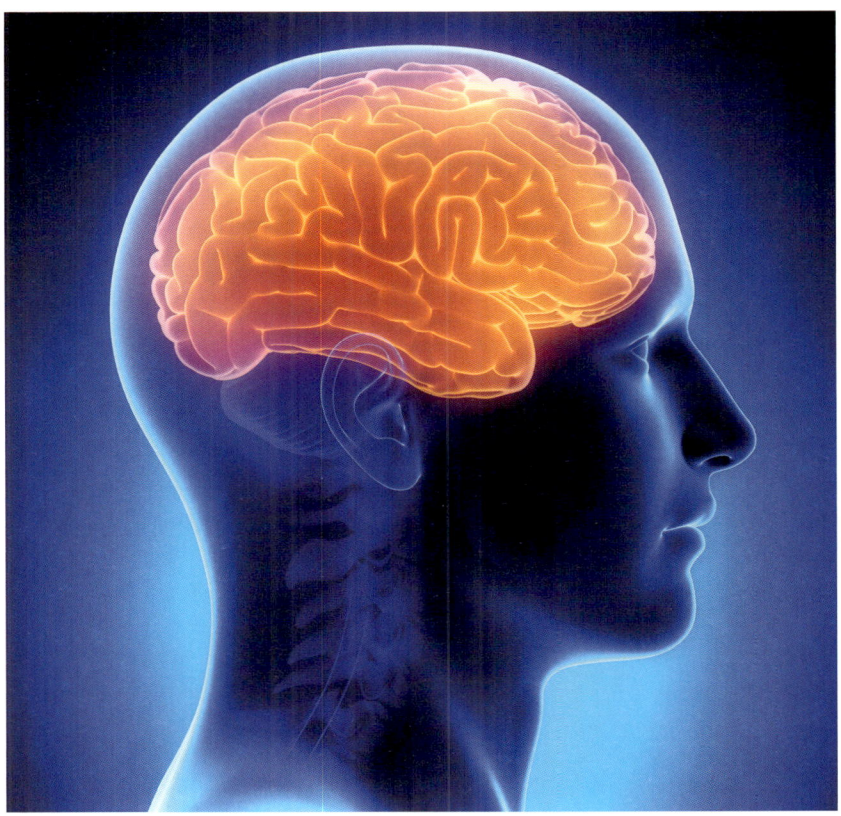

Unser Gehirn wird gerne mit einem Hochleistungscomputer verglichen. Wir können zwar nicht so schnell rechnen, dafür aber kreativ sein und fühlen. In etlichen Bereichen ist der Mensch den Maschinen überlegen. Denken Sie nur an große Künstler, Schriftsteller, Architekten, Musiker, Komponisten und Erfinder. Die Genialität eines Mozart, Bach oder Beethoven wird nie von einem Computer erreicht werden können.

Ohne Übertreibung kann man sagen: Unser Gehirn ist ein Wunderwerk. Schon bei der Geburt haben wir 100 Milliarden Gehirnzellen. Das sind so viele, wie es Sterne in der Milchstraße gibt. Würde man die komplexen Strukturen der Nervenfasern im Gehirn aneinanderreihen, käme man auf eine Länge von 300.000 km. Jede Gehirnzelle, auch Neuron genannt, kann bis zu 20.000 Verästelungen verknüpfen. So werden Erfahrungen, Informationen, Wissen und Fähigkeiten gespeichert.

Lernprozesse sind ein ständig neues Vernetzen und Verästeln von Neuronen. Der Umbau und die Neustrukturierung des Gehirns passiert hauptsächlich in der Nacht. Daher ist eine gute Schlafqualität gerade für Schüler und Studenten sehr wichtig. Natürlich ist unser Gehirn auch im fortgeschrittenen Alter noch lernfähig. Immer mehr Senioren besuchen Vorlesungen an der Uni, lernen eine Fremdsprache oder arbeiten sich in sonstige Wissensgebiete ein. Für das Gehirn gilt das gleiche Motto, wie für unsere Muskeln: *Use it or loose it!* Zu Deutsch: Nutze es oder verliere es.

Der Treibstoff für unser Gehirn

Damit unser Gehirn bis ins hohe Alter funktionsfähig bleibt, müssen wir über die Ernährung die lebensnotwendigen Bausteine und den nötigen Treibstoff aufnehmen. Unser Gehirn verwendet als Treibstoff Glukose oder Ketone, die aus Fett gewonnen werden. Der Begriff Glukose ist aus der griechischen Sprache abgeleitet und bedeutet *süß*. Glukose ist ein Monosaccharid (Einfachzucker) und gehört damit zu den Kohlenhydraten. Glukose kann unser Körper so ziemlich aus allem gewinnen, was wir mit unserer täglichen Ernährung aufnehmen. Früchte, Gemüse, Brot, Kartoffeln, Reis usw. dienen als Energielieferanten, indem sie in die kleinsten Bausteine zerlegt werden. Mit Hilfe von Sauerstoff kann dann in den Zellen Energie aus dem Einfachzucker Glukose gewonnen werden. Sogar aus gespeichertem Fett oder Eiweiß kann Ihr Körper Glukose gewinnen.

Deshalb ist es möglich über viele Wochen zu fasten. Anfangs wird die in der Leber gespeicherte Glukose mobilisiert. Danach geht es an die Fettreserven (Bauch und Hüfte). Erst wenn diese Speicher geleert sind, werden Muskeln abgebaut, um daraus Energie zu gewinnen. Diesen Vorgang nennt man Gluconeogenese.

Wenn primär Fette zur Energiegewinnung herangezogen werden, geschieht das über Ketone. Immer populärer wird die sogenannte *ketogene Ernährung*. Bei Krebs, Alzheimer und Parkinson hat sich diese Ernährungsform sehr bewährt. Mehr als die Hälfte der Kalorien wird dabei über Fett zugeführt. Wenn Sie selbst schon einmal gefastet haben, konnten Sie sicher ab dem fünften Tag eine verbesserte Konzentration, eine geistige Klarheit und eine gesteigerte Kreativität feststellen. Das ist der Zeitpunkt, wo Ihr Körper komplett auf Fettverbrennung umgestellt hat. Offensichtlich ist demnach Fett der bessere Treibstoff für unser Gehirn.

Fett - der wichtigste Baustoff unter der Schädeldecke

Fett ist zweifelsohne der bedeutendste Baustoff in unserem Gehirn. Wenn man den Wasseranteil herausrechnet, dann besteht das Gehirn zu 60 Prozent aus Fett. Davon wiederum macht die wichtige Fettsäure *DHA* (Docosahexaensäure) ein gutes Drittel aus. *DHA* kommt, wie bereits erwähnt nur in Kaltwasserfischen, Garnelen und in Algen vor.

Ein gesunder Mensch kann aus der Alpha-Linolensäure, die reichlich in Leinöl enthalten ist, zwei bis fünf Prozent in *DHA* umwandeln. Doch leider gibt es viele einschränkende (limitierende) Faktoren, die diese Umwandlung verhindern. Sie sind mit der *DHA*-Versorgung immer auf der sicheren Seite, wenn sie Kaltwasserfische essen oder Krillöl zu sich nehmen.

Als mehrfach ungesättigte Fettsäure ist *DHA* sehr reaktionsfreudig. Die Docosahexaensäure ermöglicht, dass Impulse an den Synapsen mit rund 300 km/h übertragen werden.

Zum Vergleich: Wenn Sie mit dem Auto unterwegs sind, dann kommt Ihnen das schon rasend schnell vor. Ihr Gehirn arbeitet dank DHA im *Formel-1-Modus*, wenn es darauf ankommt. Falls Sie über die Ernährung nicht genügend *DHA* zuführen, baut das Gehirn ersatzweise andere Fette ein. Im schlimmsten Falle Transfette aus Pommes Frites, Chips, Margarine oder anderen künstlich gehärteten Fetten (Fertignahrung). Dann wird aus ihrem *Formel-1- Fahrzeug* eine lahme Ente.

Vorsicht Transfette

Transfette entstehen, wenn mehrfach ungesättigte Fettsäuren hoch erhitzt oder künstlich gehärtet werden. Die *Killer-Fette*, wie sie auch genannt werden, kommen unter anderem in Fertiggerichten, Pommes Frites, Fertigsoßen, Keksen, Croissants, Toastbrot, Chips und Margarine vor. Alles, was mit Backmargarine hergestellt ist, wie Blätterteig, süßes Gebäck und so weiter, enthält die berüchtigten „Killerfette". Transfette sind der Hauptverursacher für Insulinresistenz und damit auch für Diabetes Typ 2. Auch die Entstehung von weiteren Erkrankungen wie Krebs und Herzinfarkte wird durch Transfette begünstigt. Dr. Walter Willet von der *Harvard School of Public Health* schreibt: *„Selbst bei sehr konservativer Betrachtung haben wir ausgerechnet, dass pro Jahr zirka 30.000 verfrühte Todesfälle durch Herzinfarkt auf den Verzehr von Transfetten zurückzuführen sind."*

Transfette können auch im Gehirn zu Insulinresistenz führen. Der nötige Treibstoff (Glukose) kommt dann nicht mehr in die Gehirnzellen. Sie verhungern dann regelrecht und sterben ab. Wir nennen diese Symptomatik dann Alzheimer (Demenz). Früher nahm man an, dass Gehirnzellen mit zunehmendem Alter absterben. Doch das muss nicht sein. Theoretisch können wir mit über 100 Jahren noch über ein voll funktionsfähiges Gehirn verfügen. Vorausgesetzt wir ernähren uns gut. Auch ein gesunder Schlaf ist wichtig. Eine der erstaunlichsten Entdeckungen der vergangenen Jahre ist, dass Sport das Wachstum neuer Gehirnzellen stimuliert. Tanzen und musizieren haben den gleichen Effekt.

Krillöl - für die „Generation 50 plus" fasst ein Muss

Die Umwandlung von Alpha-Linolensäure (ALA) in *DHA* funktioniert mit zunehmendem Alter immer schlechter. Daher ist Krillöl für Menschen, die die 50 überschritten haben, besonders empfehlenswert.

In einer Studie an 1.137 gesunden 65-jährigen Männern wurden *DHA*-Blutwerte gemessen. In den darauf folgenden neun Jahren entwickelten 5,6 Prozent der Männer Anzeichen von Demenz. Bei jenen mit den niedrigsten *DHA*-Werten stieg das Risiko für eine Demenz um 160 Prozent.

DHA ist vor allem in den Synapsen hoch konzentriert enthalten. Selbst im Inneren der Zelle, auf der Membran des Zellkerns, gibt es Rezeptoren für die Docosahexaensäure. Forscher nehmen an, dass *DHA* bestimmte Gene aktiviert, die die Serotoninproduktion ankurbeln. Menschen mit einem hohen *DHA*- und *EPA*-Spiegel im Blut leiden signifikant weniger an depressiven Verstimmungen. Alkohol ist übrigens ein *DHA*-Räuber. Bei Kummer Likör trinken, ist keine Lösung. Die depressive Verstimmung verschlechtert sich noch durch den Alkoholkonsum. Zwischen 40 und 60 Prozent der Alkoholiker haben Depressionen. Alkohol löst Fettsäuren in den Gehirnzellen auf. Das *DHA* wird durch schlechtere Ersatzstoffe ersetzt. Alkohol blockiert ebenso wie ein Übermaß an Omega 6 die Umwandlung von Alpha-Linolensäure in *DHA*. Alkohol führt auch zu einer erhöhten Ausscheidung von Mineralien. Vor allem Natrium, Magnesium und das Spurenelement Zink sind betroffen.

Der Salzhering (enthält *DHA* plus Mineralien) als Katerfrühstück ist daher gar keine schlechte Idee. Besser ist es jedoch, sich an die offizielle Empfehlung zu halten, und nur am Abend maximal ein (Frauen) bis zwei (Männer) Gläser Wein oder Bier zu trinken.

Die Vorteile von DHA

- Spielt für die Gesundheit des Herzens eine Schlüsselrolle

- Wichtigste Fettsäure in unserem Gehirn.
  In jedem Lebensalter von Bedeutung, vom Säugling
  bis zum Senioren

- Integraler Bestandteil der Retina des Auges

- Baustoff für die Schutzhülle der Nerven (Myelin)

- Senkt den Noradrenalin-Spiegel (Stresshormon)

- Lindert: ADHS, Parkinson, Restless Leggs, PMS,
  Multiple Sklerose, Depressionen, Konzentrationsstörungen,
  Autismus, Bluthochdruck, Entzündungen, Herzrhythmus-
  störungen, Makula-Degeneration

Eine weitere Personengruppe, die häufig unter einem *DHA*-Mangel leidet, sind reine Vegetarier. Das resultiert ganz einfach daraus, dass die langkettigen Fettsäuren *DHA* und *EPA* nur in speziellen Algen, Fischen und Garnelen vorkommen.

Für Veganer und Vegetarier ist das rein pflanzliche Omega-3 *DHA* die beste Lösung. Das *DHA* in diesem Öl wird aus Algen gewonnen, die in Tanks unter kontrollierten Bedingungen gezüchtet werden. Durch den relativ hohen Gehalt an Leinöl und der darin enthaltene Alpha-Linolensäure wird die körpereigene *DHA*-Produktion zusätzlich stimuliert.

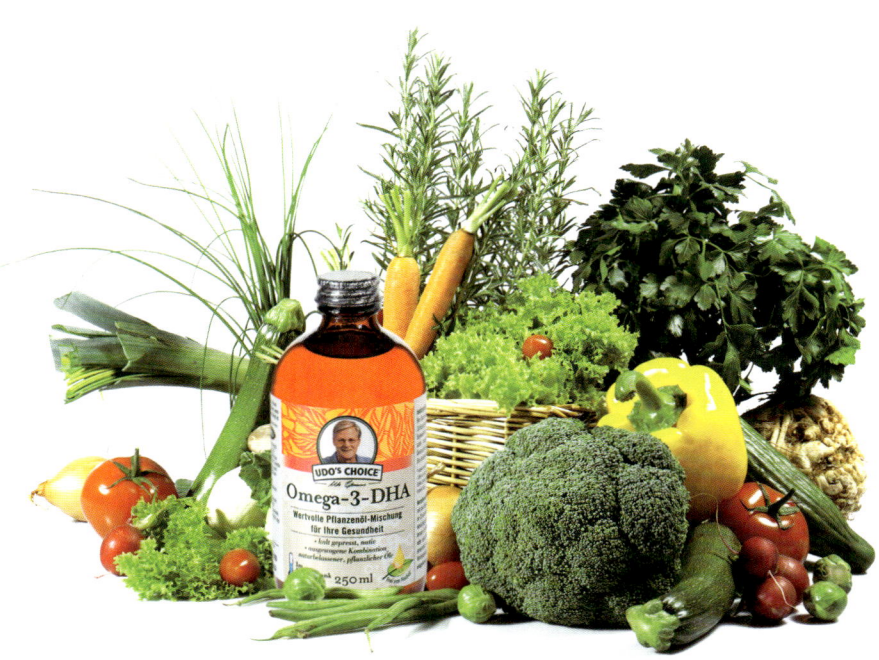

DHA fördert Aufmerksamkeit und Konzentration

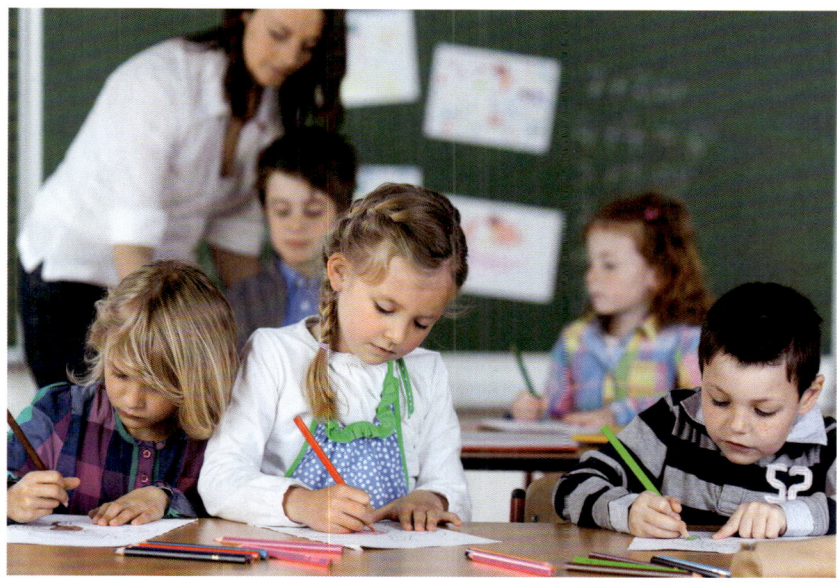

Offensichtlich sind Kinder, denen es an Konzentration und Aufmerksamkeit mangelt, an den Schulen ein wachsendes Phänomen. Wenn viele Symptome wie Lese- oder Rechtschreibschwäche, aggressives Verhalten, Hyperaktivität etc. zusammenkommen und nicht nur vorübergehend, sondern dauerhaft sind, landen die Eltern irgendwann beim Kinderarzt.

Nicht selten diagnostiziert er ADHD. Das steht für Attention Deficit and Hyperactivity Disorder zu gut deutsch Aufmerksamkeitsdefizit- und Hyperaktivitäts-syndrom. Gebräuchlich ist daher auch die Abkürzung **ADHS**. Darüber hinaus gibt es noch viele weitere Bezeichnungen wie Zappelphilipp-Syndrom, Hyperkinetisches Syndrom oder ADS.

Symptome ADHS-Kinder

- Mühe mit dem Stillsitzen
- Leicht abzulenken
- Lese- oder Rechenschwäche
- Chaotische Schrift
- Spielt oft den Klassenclown
- Nimmt Gefahren unzureichend wahr und verletzt sich oft
- Außenseiter, hat meist keinen echten Freund
- Überaktivität, kann auch in eine depressive Stimmung umschlagen
- Behindern andere und sich selbst beim Lernen
- Defizite in der Motorik
- Aggressives Verhalten
- Regeln und Grenzen werden nur schwer akzeptiert

Nicht jedes impulsive Kind ist gleich krank. Es ist normal, dass Kinder meist lebhafter als Erwachsene sind. Wenn jedoch viele ADHS-Symptome auftreten, ist die Wahrscheinlichkeit groß, dass dem Kind etwas fehlt. Ich schreibe hier bewusst nicht: „…krank ist", denn nach der ärztlichen Diagnose ADHS bekommen die Kinder meist das das Psychopharmakon Ritalin, anstatt die nötigen Vitalstoffe und liebevolle Zuwendung.

Schon seit den 1970er-Jahren weiß man, dass das Aufmerksamkeits-Defizit-Syndrom sehr viel mit Ernährung zu tun hat. Erhöhter Zucker-konsum, Phosphate (Wurst, Cola-Getränke), Allergien, Zusatzstoffe (Farb- und Konservierungsstoffe) können die Symptomatik meist verschlimmern. Auch ein Mangel an wichtigen Vitalstoffen für das Gehirn spielt in den allermeisten Fällen eine Rolle. Die Ergänzung von Magnesium, Zink, B-Vitaminen, Aminosäuren (v.a. Tyrosin) und die essentielle Fettsäure DHA bessern die Symptome in der Regel innerhalb von wenigen Wochen.

Das Leiden an ADHS ist übrigens nicht neu. Schon 1846 beschrieb der Frankfurter Nervenarzt Heinrich Hoffmann in seiner Geschichte vom Zappelphilipp das typische Verhalten eines hyperaktiven Kindes. Künstliche Zusatzstoffe gab es zu dieser Zeit noch nicht, wohl aber eine teilweise Mangelernährung.

Bedenklich ist heutzutage die weite Verbreitung. Früher gab es in einer Klasse maximal einen Zappelphilipp. Heute kann man schon fast von einer Epidemie sprechen, obwohl die Störung im Gehirn natürlich nicht ansteckend ist. Bei 25 Prozent der männlichen Jugendlichen bis zur Vollendung des 22.Lebensjahres wurde laut offizieller Statistik mindestens einmal ADHS diagnostiziert. Das muss man sich mal vor Augen halten: Jeder Vierte männliche Jugendliche hat schon mal das Stigma ADHS bekommen. Bei Mädchen und jungen Frauen waren es „nur" zehn Prozent. Kritiker bemängeln, dass die Diagnose viel zu oft gestellt wird, nur um der Pharma-Industrie neue Kunden zu bescheren. Von dem Defizit an Konzentration und Aufmerksamkeit sind nach Angaben von Forschern überproportional betroffen: Kinder besonders junger Eltern, Kinder von Eltern mit geringerem Bildungsniveau und Kinder von Geringverdienern. Liegt das vielleicht daran dass sie sich schlechter ernähren?

Ursachen von ADHS

Vitalstoffdefizite und Lebensmittel-Allergien wurden schon kurz erwähnt. Wie bei jeder Erkrankung gibt es viele mögliche Ursachen. Die Belastung mit Quecksilber wird häufig erwähnt und viel diskutiert. Woher kommt das Quecksilber, wenn die Kinder noch gar keine Amalgamfüllungen haben? Meist wird es von der Mutter während der Schwangerschaft übertragen. Einer schwedischen Studie zur Folge gibt die werdende Mutter bis zu einem Viertel ihres gespeicherten Quecksilbers an ihr Kind ab. Natürlich unbeabsichtigt. Das ist bedingt durch die hormonelle Umstellung. Mit jeder Impfung kommen noch mal kleine Mengen Quecksilber hinzu. Die sind den Impfseren meistens als Konservierungsstoff beigemischt. Hat die Mutter während der Schwangerschaft quecksilberbelastete Fische wie Thun- oder Schwertfisch gegessen, kann das natürlich auch auf diesem Wege weitergegeben zu werden. Auch andere Toxine, Mobilfunkstrahlung und Elektrosmog können das Leiden der Betroffenen verschlimmern. Der häufige Medienkonsum (TV, Computer, Smartphone) wird sicherlich zu Recht ebenfalls angeprangert. Selbstverständlich darf bei der Ursachensuche das gesellschaftliche und familiäre Umfeld nicht vergessen werden.

Vorsicht! Ritalin

Der Wirkstoff Methylphenidat, bekannt unter dem Markennamen Ritalin, kann ADHS nicht heilen. Die Symptome werden nur abgemildert. Ritalin desensibiliert die Noradrenalin-, Dopamin- und Serotoninrezeptoren im Gehirn. Bildlich gesprochen werden die Kinder in eine seelische Zwangsjacke gesteckt und ruhig gestellt.

Der Wirkstoff Methylphenidat wurde bereits in den 1940er-Jahren synthetisiert. Anfangs kam er bei Schlafstörungen, leichten Depressionen und zur Stimulanz älterer Personen zum Einsatz. Ende der 60er-, Anfang der 70er-Jahre begann dann in den USA der „Siegeszug" von diesem Psychopharmaka. Seit einigen Jahrzehnten gibt es beim Absatz Steigerungsraten, von denen andere Industriezweige nur träumen können. Von 1993 bis 2001 stieg der Umsatz um das 20-fache. In den USA stehen inzwischen über sechs Millionen Schulkinder unter dem Einfluss von Ritalin. Nach einem Report der Krankenkasse Barmer GEK erhielten in Deutschland allein im Jahr 2011 rund 750.000 Menschen die Diagnose ADHS. Ein Plus von 49 Prozent innerhalb von fünf Jahren. Auch immer mehr ältere Menschen lassen sich dieses Medikament verschreiben. Bereits jeder fünfte Student in Deutschland nimmt leistungssteigernde Mittel. Das ergab eine Studie an der Universität Mainz. Beta-Blocker und Mittel gegen Nervosität gehören neben Ritalin zum Repertoire.

Ritalin verbessert zwar Aufmerksamkeit, Konzentration und Ausdauer, doch es ist nicht in der Lage, Lernstörungen zu korrigieren. Auch komplexe Fähigkeiten wie lesen, rechnen, soziale Integration wurden nicht verbessert. Die Liste der möglichen Nebenwirkungen ist dagegen lang. Sie reicht von Appetitmangel, Schlafstörungen, Kopfschmerzen, Schwindel, Puls- oder Blutdruckstörungen bis hin zu Herzattacken.

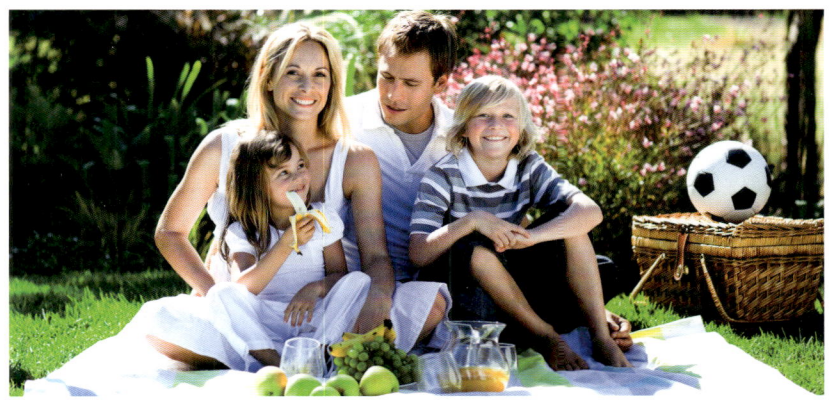

Anstatt die Kinder medikamentös ruhig zu stellen, wäre eine Ursachentherapie wesentlich sinnvoller. Ernährungsumstellung, Zuwendung, Verständnis, sowie kontrollierter Medienkonsum (TV, Internet, Smartphone) sind sicherlich hilfreich.

Darmsanierung, Vitalstoffe und Krillöl

Zum Glück gibt es mittlerweile etliche Mediziner, die gezielt Vitalstoffe einsetzen, um die Konzentrationsfähigkeit bei Kindern zu verbessern. Die Ärztin Dr. med. Eva Ritter aus Darmstadt ist eine von ihnen. Auch sie ist davon überzeugt, dass Schwermetalle, Umweltgifte und Lebensmittelzusätze das Aufmerksamkeits-Defizit-Syncrom auslösen oder verschlimmern. Am Anfang ihrer Therapie steht die Sanierung der Darmflora. Wenn diese durch Antibiotika oder durch zu viel Zucker geschädigt ist, breiten sich pathogene Keime und Pilze im Darm aus. Die Darmbarriere wird geschwächt. Das wiederum fördert die Bereitschaft für Allergien. Wichtige Nähr- und Vitalstoffe werden cann nicht mehr ausreichend aufgenommen. Es kommt zu Mangelzuständen. Probiotika und eine Umstellung der Ernährung auf basische Lebensmittel sind die ersten Schritte in der Therapie. Allergene müssen gefunden und gemieden werden. Erfahrungsgemäß fehlen bei den Kindern mit einem Aufmerksamkeits-Defizit-Syndrom fast immer: Cholin/Lecithin, die ganze Reihe der B-Vitamine, Zink, Selen, Calcium, Mangan, Magnesium und DHA.

Das schädigt Ihre Darmflora

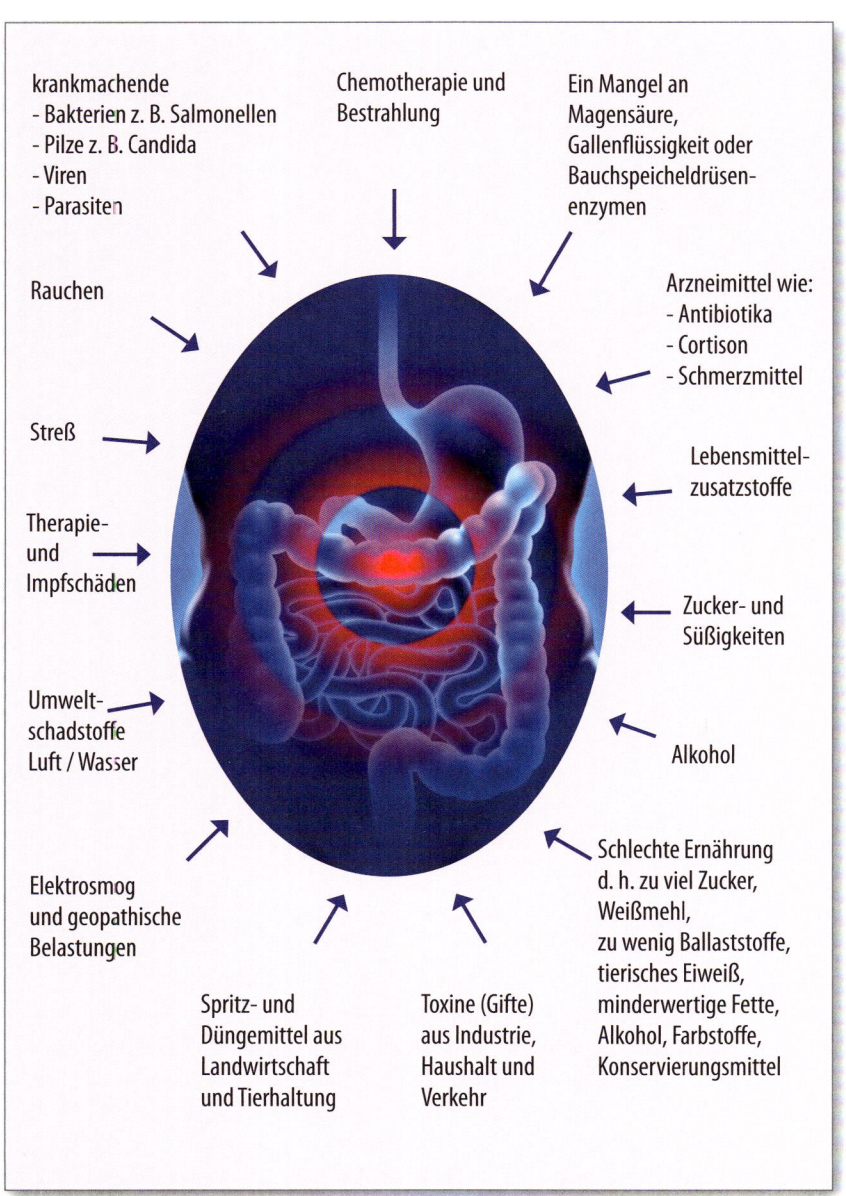

krankmachende
- Bakterien z. B. Salmonellen
- Pilze z. B. Candida
- Viren
- Parasiten

Chemotherapie und
Bestrahlung

Ein Mangel an
Magensäure,
Gallenflüssigkeit oder
Bauchspeicheldrüsen-
enzymen

Rauchen

Arzneimittel wie:
- Antibiotika
- Cortison
- Schmerzmittel

Streß

Lebensmittel-
zusatzstoffe

Therapie-
und
Impfschäden

Zucker- und
Süßigkeiten

Umwelt-
schadstoffe
Luft / Wasser

Alkohol

Elektrosmog
und geopathische
Belastungen

Schlechte Ernährung
d. h. zu viel Zucker,
Weißmehl,
zu wenig Ballaststoffe,
tierisches Eiweiß,
minderwertige Fette,
Alkohol, Farbstoffe,
Konservierungsmittel

Spritz- und
Düngemittel aus
Landwirtschaft
und Tierhaltung

Toxine (Gifte)
aus Industrie,
Haushalt und
Verkehr

Die Verbesserung der kognitiven Fähigkeiten durch DHA ist inzwischen gut erforscht. Dr. Alexandra Richardson hat im Jahr 2005 in der renommierten Fachzeitschrift Pediatrics eine bemerkenswerte Studie veröffentlicht. Die teilnehmenden Kinder litten an ADHS, Aggressionen, Dyspraxie (Koordinations- und Entwicklungsstörung), Dyslexie (Probleme mit dem Lesen und Verstehen von Wörtern oder Texten) und teilweise an Autismus. Durch die Gabe von hochungesättigten Fettsäuren konnten bereits nach drei Monaten die Lese- und Rechtschreibfähigkeiten deutlich verbessert werden. Zusätzlich hatten sich die üblichen ADHS-Symptome vermindert.

Inzwischen gibt es auch einige Studien, die speziell mit Krillöl durchgeführt wurden. Die Kinder bekamen vier Gramm Krillöl pro Tag über einen Zeitraum von 13 Wochen. Man fand heraus, dass 72 Prozent der ADHS-Kinder davon profitierten. Ihre Symptome hatten sich durchschnittlich um 27 Prozent verbessert.

Eine noch nicht veröffentlichte Studie an der Barry University in Miami kam zu noch besseren Ergebnissen. Es nahmen 30 Erwachsene mit der Diagnose ADHS teil. Sie bekamen 500 mg (eine Kapsel Krillöl) für die Dauer von sechs Monaten. Die Konzentrationsfähigkeit der Teilnehmer verbesserte sich um bis zu 60 Prozent. Kein Wunder, sondern reine Biochemie. Da DHA die wichtigste Fettsäure im Gehirn ist, muss sich zwangsläufig die Gehirnleistung durch Krillöl verbessern – egal in welchem Alter. Wenn dann noch die Schwermetalle ausgeleitet, der Darm saniert und die anderen fehlenden Vitalstoffe substituiert werden, ist der Erfolg schon fast garantiert.

Zink – Das Spurenelement für eine gesunde Psyche

Denken Sie bei Stress, Nervosität, innerer Unruhe, Ängsten und Depressionen immer an Zink. Es ist das Spurenelement, dass den stärksten Bezug zu unserer Psyche hat. Depressionen, Psychosen, Schizophrenie, Lethargie, Essstörungen, Aggressivität, Hyperaktivität und Lernschwächen stehen fast immer mit einem Zinkmangel in Verbindung. Zink ist an über 200 Enzymen beteiligt. Die Freisetzung von vielen Neurotransmittern wird von Zink bestimmt. Unter vegetarisch lebenden Menschen ist

Zinkmangel weit verbreitet. Tendenziell ist das Zink aus tierischen Nahrungsmitteln besser verwertbar als das aus pflanzlicher Quelle. Auch ein hoher Anteil an Ballaststoffen kann die Verwertbarkeit von Zink vermindern. Ein Prozent der Männer und rund zehn Prozent der Frauen leiden zudem an einer Stoffwechselstörung, bei der in großen Mengen Zink, Mangan und Vitamin B$_6$ über den Urin ausgeschieden werden. Die Erkrankung wird als HPU bzw. als KPU bezeichnet. Die Betroffenen können den Bedarf unmöglich über die Ernährung decken. Hier sind Nahrungsergänzungsmittel ein absolutes Muss. Rein äußerlich können weiße Flecken auf den Fingernägeln auf einen Zinkmangel hinweisen.

Magnesium - Das Salz der inneren Ruhe

Hyperaktive und verhaltensauffällige Personen haben signifikant niedrige Magnesium- und Kalziumspiegel. Beide Mineralstoffe sollten im richtigen Verhältnis zueinander stehen, damit unser Körper sie optimal verwerten kann. Das Nahrungsergänzungsmittel MaKal aus Muschelkalk ist hier empfehlenswert. Magnesium und Kalzium wirken auch sehr gut entsäuernd. Beide Mineralstoffe sind zum Aufbau von gesunden Knochen und Zähnen unverzichtbar.

Magnesium ist „das Salz der inneren Ruhe". Stress, Alkohol, Limonaden mit Zitronensäure und Sport erhöhen den Bedarf. Magnesium wird sehr gut über die Haut aufgenommen. Neben dem Sonnenbaden ist das mit Sicherheit ein Grund, warum ein Urlaub am Meer so erholsam ist. Googeln Sie mal nach „Magnesiumöl von der Zechsteinquelle". Es stammt aus den Magnesium-Chlorid-Ablagerungen des ehemaligen Zechstein-Meeres. Es erstreckt sich von Nord-England über Deutschland, Holland bis nach Russland. Es wird in 1.600 m Tiefe gewonnen.

Auf der Haut fühlt sich diese Lösung tatsächlich wie Öl an, obwohl es reines, natürliches Magnesiumchlorid ist. Einfach Bauch, Rücken, Beine und Füße abends damit einreiben. Es wirkt um ein vielfaches besser als die innerliche Einnahme. Bei einem offensichtlichen Magnesiummangel ist eine Kombination aus transdermaler (über die Haut) und oraler (über den Mund) Versorgung ratsam. Störungen des Magnesiumhaushaltes sind erkennbar durch: Konzentrationsstörungen, Muskelzittern,

Muskelkrämpfe, Übererregbarkeit, Schlaflosigkeit, Übelkeit, Störungen der Herzfunktion, Herzrhythmusstörungen, Störungen des Immunsystems und Neigung zu Depressionen.

Nervenvitamine

Bei psychischen Belastungen und Stress darf man in der Therapie keinesfalls die B-Vitamine vergessen. Sie sind für unsere geistige Gesundheit absolut lebensnotwendig. Unser Gehirn, unser Nervensystem und der Energiestoffwechsel brauchen relativ hohe Mengen davon. Oftmals werden sie als „Nervenvitamine" bezeichnet. Da sie wasserlöslich sind, werden sie schnell wieder ausgeschieden. Nennenswerte Mengen der B-Vitamine findet man in erster Linie in Vollkornprodukten und Gemüse. Beides ist bei den Kindern nicht gerade beliebt. Zucker und Auszugsmehlprodukte sind Vitamin-B-Räuber, weil sie zu deren Verstoffwechselung gebraucht werden. Ein guter Vitamin-B-Komplex der täglich den Bedarf zu rund 100 Prozent deckt ist ratsam. Bei ADHS brauchen nicht nur die Kinder täglich den Vitamin-B-Komplex, sondern auch die stressgeplagten Eltern und Lehrer.

Die B-Vitamine für die Gesundheit des Gehirns

Vitalstoff	Mangelsymptome
B_1	Schlechte Konzentration und Aufmerksamkeit
B_3	Depression, Psychose
B_5	Schlechtes Gedächtnis, Stress
B_6	Reizbarkeit, schlechtes Gedächtnis, Depression, Stress
Folsäure	Angst, Depression, Psychose
B_{12}	Verwirrung, schlechtes Gedächtnis, Psychose

Quelle: Patrick Holford / Optimale Gehirnernährung für Kinder

Ölwechsel für Ihr Kind

Noch ein wichtiger, abschließender Tipp zum Speiseöl allgemein. Menschen, denen es an Konzentration mangelt, sollten immer darauf achten, den Omega-3-Anteil zu erhöhen und den Omega-6-Anteil zu verringern. Mit Fast Food, Chips und Fertignahrung ist das natürlich nicht möglich. Fischstäbchen sind auch nicht gerade der Omega-3-Bringer. Am besten Sie verwenden zur Basisversorgung ein gutes Leinöl oder besser noch Omega-3-DHA. (Beide Öle gehören in den Kühlschrank). Mit Krillöl wird die Ernährung dann noch optimiert. Der Bedarf an Krillöl für Erwachsene oder Kinder mit Konzentrationsstörung kann über dem Vierfachen des normalen Bedarfs liegen.

Krillöl beseitigt oftmals nicht nur ein, sondern gleich mehrere Probleme. Eine Mutter berichtet:

„Seit ca. 6 Monaten nimmt mein 11-jähriger Sohn 2 Kapseln Krillöl täglich. Vorher war er sehr unkonzentriert und konnte schlecht lange bei einer Sache bleiben. Die Hausaufgaben dauerten sehr lange und das Lernen fiel ihm überaus schwer. Nach ungefähr acht Wochen stieg seine Konzentrationsfähigkeit und auch seine Noten verbesserten sich.
Luca litt ebenfalls an offenen Stellen im Gesicht. Die Wunden heilten schwer und vernarbten. Seit er Krillöl nimmt hat sich sein Hautbild geklärt, keine offenen Stellen mehr und auch juckende Stellen an der Kopfhaut sind verschwunden.
Ein weiterer positiver Effekt des Krillöl war, dass Luca (blond und blauäugig) im Sommerurlaub sich nicht mit Sonnenmilch eincremen musste, keinen Sonnenbrand bekam und so auf natürliche Weise seinen Vitamin D₃ Spiegel auffüllen konnte!
Alles in allem ist Krillöl ein tolles Produkt, das für die ganze Familie geeignet ist. Wie man sieht, können auch Kinder diese Kapseln ohne Probleme schlucken.“

Anika M. aus Waldburg

DHA schützt vor Alzheimer

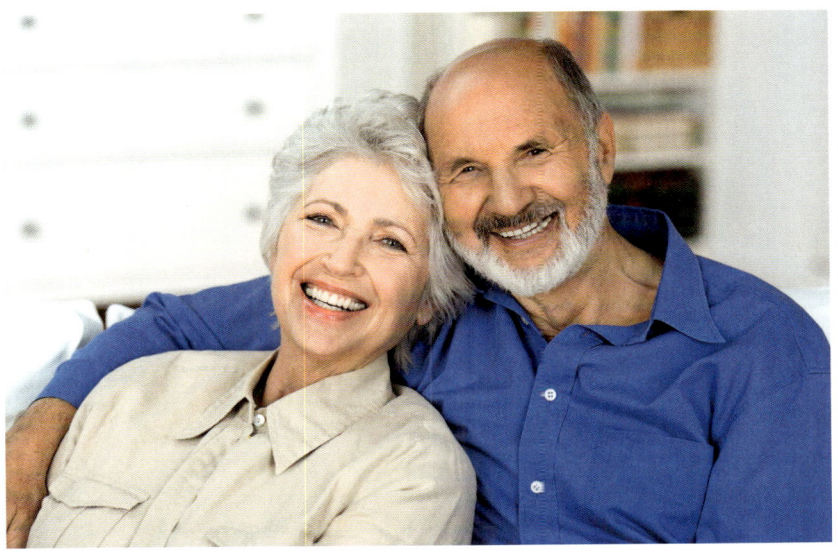

Das Thema Alzheimer wird in einer alternden Gesellschaft zunehmend wichtiger. In den Medien liest und hört man immer wieder, dass Demenz ein wachsendes Problem ist. Wie bei jeder Erkrankung gibt es auch hier mehrere Ursachen. Offiziell heißt es: *„Wir kennen die Ursachen von Alzheimer nicht"*. Das ist falsch! Es gibt sehr wohl genügend Erkenntnisse über die Ursachen. Doch die sind sehr unbequem für die Lebensmittel-, Pharma- und Kosmetikindustrie und werden allzu gern unter den Teppich gekehrt.

Beispiel Aluminium: Das Leichtmetall ist heute sehr weit verbreitet. Fast in jedem Deo ist es enthalten, obwohl längst bekannt ist, dass Aluminium die Entstehung von Brustkrebs und von Alzheimer begünstigt. Aluminium findet man auch als Rieselhilfe im Speisesalz. Daher sollten Sie besser Meer- oder Steinsalz verwenden. In vielen Haushalten wird Alufolie benützt. Besonders fatal ist es, wenn die Folie mit säurehaltigen Lebensmitteln in Verbindung kommt (v.a. Obst). Man sollte Alufolie auch nicht zum Grillen verwenden. Töpfe aus Aluminium werden heutzutage zum Glück nur noch vereinzelt als Campinggeschirr eingesetzt. Auch Medikamente gegen Sodbrennen enthalten zumeist Aluminiumverbindungen. Das steht sogar ganz offen im Beipackzettel. Man kann darin nachlesen, dass sich bei längerem Gebrauch eine Demenz entwickeln könnte. Auf dem Internetkanal Youtube finden Sie einen sehenswerten Film zu diesem brisanten Thema. Dort einfach *„Die Akte Aluminium"* in das Suchfeld eingeben.

Risiko Amalgam

In der Toxikologie ist bekannt, dass sich zwei Giftstoffe in der Wirkung nicht einfach addieren, sondern potenzieren. So verhält es sich auch, wenn Aluminium und Quecksilber im Gehirn vorhanden sind. Letzteres kommt in erster Linie aus den Amalgamfüllungen, die über 50 Prozent Quecksilber enthalten. Wenn Sie Amalgamfüllungen im Mund hatten, ist es sinnvoll dieses aus dem Körper auszuleiten. Quecksilber verdampft bekanntlich bei Zimmertemperatur. In unserem Mund herrscht eine Temperatur von rund 37° C. Mühelos verdampft Quecksilber Tag und Nacht - und das über viele Jahre. Schon wenige Tage, nachdem die Amalgamfüllung gelegt wurde, findet man Quecksilber im Kieferknochen, im Gehirn und in den inneren Organen. Das Buch von Dr. med. Joachim Mutter *„Amalgam - Risiko für die Menschheit"* gibt wertvolle Hinweise für Menschen, die quecksilberhaltige Füllungen im Mund hatten oder immer noch haben. Er empfiehlt zur Ausleitung unter anderem: Chlorella, Bärlauch, Koriander, Zeolith und schwefelhaltige Verbindungen (z. B. MSM).

Mobilfunk schädigt Gehirnzellen

Schlecht für unser Gehirn ist mit Sicherheit auch der Gebrauch von Mobilfunktechnologie. Handys, schnurlose Telefone und W-Lan schädigen Zellen – logischerweise auch Gehirnzellen. In Tierversuchen wurde

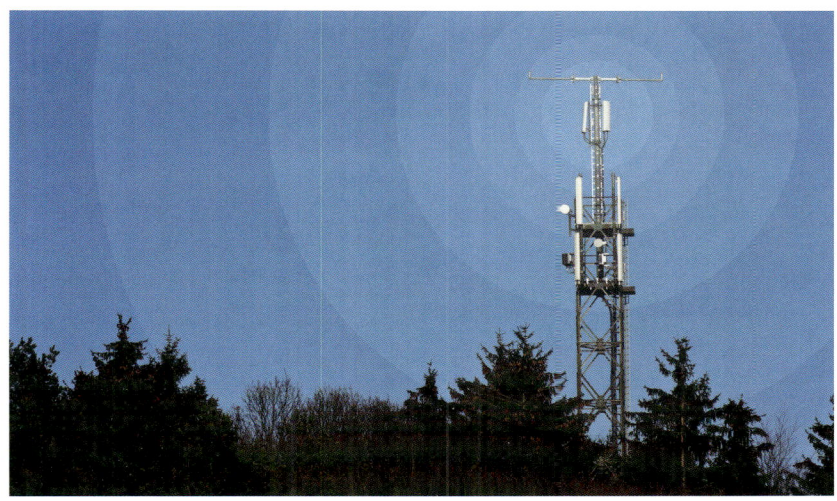

das auch schon eindeutig nachgewiesen. Es sollte uns auch zu denken geben, dass die Weltgesundheitsorganisation (WHO) Mobilfunkstrahlen als potentiell krebserregend einstuft. Durch Mobilfunk entstehen in unserem Körper vermehrt freie Radikale. Sie können sowohl Krebs als auch Alzheimer und viele andere Erkrankungen verursachen. Beim Krillöl wird immer wieder darauf hingewiesen, dass es einen neuroprotektiven Effekt hat. Das heißt: Es schützt unsere Nerven- und Gehirnzellen vor oxidativen Angriffen.

Risiko Arachidonsäure

Die massive Zunahme von Alzheimer hängt zweifellos auch mit dem erhöhten Fleischkonsum und der übermäßigen Zufuhr von Omega-6-Fettsäuren in den letzten 50 Jahren zusammen. Beides enthält Arachidonsäure, die nachweislich Entzündungsprozesse fördert. Omega-6-Fettsäuren sind hauptsächlich in billigen Speiseölen aus Sonnenblumen, Raps, Soja etc. enthalten. Untersuchungen amerikanischer Wissenschaftler zeigen, dass bei hohen Arachidonsäurespiegeln Veränderungen des Gehirns beobachtet wurden, die denen der Alzheimerpatienten entsprechen. Die Forscher maßen den Spiegel dieser chemischen Substanz im Gehirn von gesunden Mäusen und einer Gruppe von Mäusen, die mit dem Ziel der Entstehung einer Alzheimer-ähnlichen Erkrankung gezüchtet wurden.

„Die verblüffendste Veränderung, die wir bei den Alzheimer-Mäusen feststellten, war eine Zunahme des Arachidonsäuregehalts und der damit in Zusammenhang stehenden Metaboliten im Hippocampus, also dem Gedächtniszentrum, das bei der Alzheimer'schen Krankheit am ersten und schwersten betroffen ist", erklärt Rene Sanches-Mejia, Leiter der Studie am Gladstone Institute für Neurologische Krankheiten in San Francisco. Man kann es nicht oft genug betonen: Ihr Körper hat einen Ölwechsel dringender nötig als Ihr Auto!

Wenn das Gehirn keinen Treibstoff mehr bekommt

Eine weitere Ursache für das Absterben von Gehirnzellen ist die Insulinresistenz. Diabetiker und Übergewichtige sind fast immer davon betroffen. Insulin sorgt ja dafür, dass Glukose in die Zellen geschleust wird, damit die Mitochondrien daraus Energie gewinnen können. Auf jeder Zelle sitzen daher Rezeptoren für Insulin. Man spricht oft auch vom *Schlüssel-Schloss-Prinzip*. Insulin (Schlüssel) öffnet die Zellen (Schloss) für Glukose. Insulinresistenz bedeutet: Die Bauchspeicheldrüse produziert noch genügend Insulin, aber es kann an den Rezeptoren der Zellen nicht andocken. So, wie wenn ein Schlüsselloch mit Kaugummi zugeklebt ist. Sie können die Tür einfach nicht aufschließen, obwohl Sie den passenden Schlüssel in der Hand haben. Was passiert, wenn Zellen nicht mehr mit Energie versorgt werden? Sie darben, obwohl genügend gegessen wird. Irgendwann sterben Gehirn- und andere Zellen den Hungertod.

Fett – der Supertreibstoff für unser Gehirn

Glücklicherweise gibt es noch eine zweite Möglichkeit die Zellen mit Energie zu versorgen: Ketone. Sie werden in der Leber aus Fett gewonnen. Fett ist sozusagen ein alternativer Treibstoff für Ihr Gehirn. Nach Aussage der amerikanischen Fett- und Ketonforscher Georg Cahill und Richard Veech sind die Ketone nicht irgendein billiger Ersatztreibstoff, sondern sogar ein besonders effizienter „Supertreibstoff" fürs Gehirn.

Wenn in Ihrer Familie jemand von Alzheimer betroffen ist, dann sollten Sie größere Mengen Kokosöl in den täglichen Speiseplan einbauen. Dieses enthält überwiegend mittelkettige Fettsäuren (MCT). Sie sind im Vergleich zu anderen Fettsäuren relativ klein (sie enthalten nur sechs bis zwölf Kettenglieder). Dadurch gelangen sie sehr schnell vom Darm in die Leber, wo sie bevorzugt in Ketone umgewandelt werden. Mit den längeren Fettsäuren aus pflanzlichen Ölen und aus Fisch funktioniert diese Umwandlung in Ketone nicht so einfach.

Trotzdem ist das Krillöl gerade in der Prävention von Alzheimer von besonderer Bedeutung. Es enthält das hochwirksame Antioxidans Astaxanthin. Das hält freie Radikale und Entzündungen im Gehirn sehr effektiv in Schach.

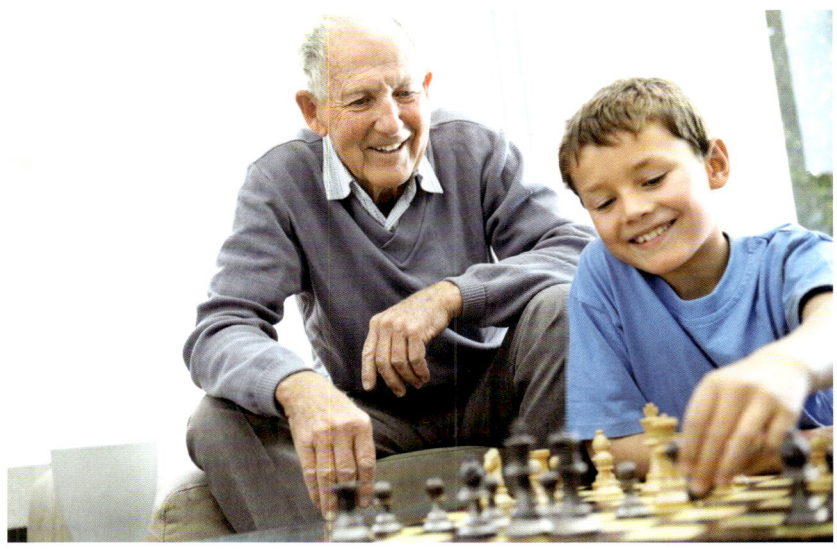

Gedächtnisverbesserung mit DHA

Das zweite wichtige Argument für den Einsatz von Krillöl bei der Vorsorge und Therapie von Alzheimer ist die langkettige, mehrfach ungesättigte Fettsäure Docosahexaensäure. Unser Gehirn besteht, wie bereits erwähnt, zu einem hohen Prozentsatz aus DHA. Diese Fettsäure ist die

Voraussetzung dafür, dass Impulse mit Hochgeschwindigkeit übertragen werden. Beim Alzheimerpatienten funktioniert die Übertragung von Impulsen nicht mehr so gut. Offensichtlich liegt der Gedächtnissverlust auch am fehlenden DHA.

Das amerikanische Journal of Alzheimer Association veröffentlichte hierzu eine Studie. Der Titel lautete *Gedächtnisverbesserung mit Docosahexaensäure (DHA)*. Es handelte sich um eine Studie nach dem „Gold-Standard": randomisiert, doppelblind und placebo-kontrolliert. An der Untersuchung nahmen ältern Erwachsenen teil. Es ging also um Alzheimer-Prävention. Die Gruppe, die täglich DHA bekam, hatte nach sechs Monaten eine verbesserte Gedächtnisleistung und sie lernten viel leichter.

„Die Ergebnisse dieser Studie sind sehr ermutigend für Menschen, die sich ihr gutes Gedächtnis bewahren möchten. Wir wissen, dass niedrige DHA-Spiegel verbunden sind mit einer Einschränkung der kognitiven Fähigkeiten. Höhere DHA-Spiegel helfen das Risiko für eine Alzheimer-Erkrankung zu reduzieren", sagt Duffy MacKay, der Leiter der Studie. An der Studie waren insgesamt 485 Personen beteiligt, die älter als 55 waren und leichte Gedächtnisstörungen hatten. Die Verumgruppe (jene, die den Wirkstoff bekamen) nahm täglich 900 mg DHA. Die Placebogruppe (Kontrollgruppe) ein DHA-freies Öl. Sicherlich hätte eine geringere Menge auch ausgereicht, um ein gutes Ergebnis zu erzielen. Mit zwei Kapseln Krillöl nehmen Sie täglich 56 mg DHA auf. Für die Prävention dürfte das ausreichen. Nur wenn die Gehirnleistung schon deutlich eingeschränkt ist, sind höhere Dosierungen notwendig. Ein sehr großer Vorteil von Krillöl gegenüber dem Fischöl, das bisher in der Therapie und Prävention von Alzheimer empfohlen wurde, ist das Fehlen von Quecksilber. Meeresfische enthalten heutzutage recht hohe Mengen an Schwermetallen. Da der Krill am Anfang der Nahrungskette steht, sind Toxine in dieser Garnelenart nicht nachweisbar.

Länger jung durch Krillöl

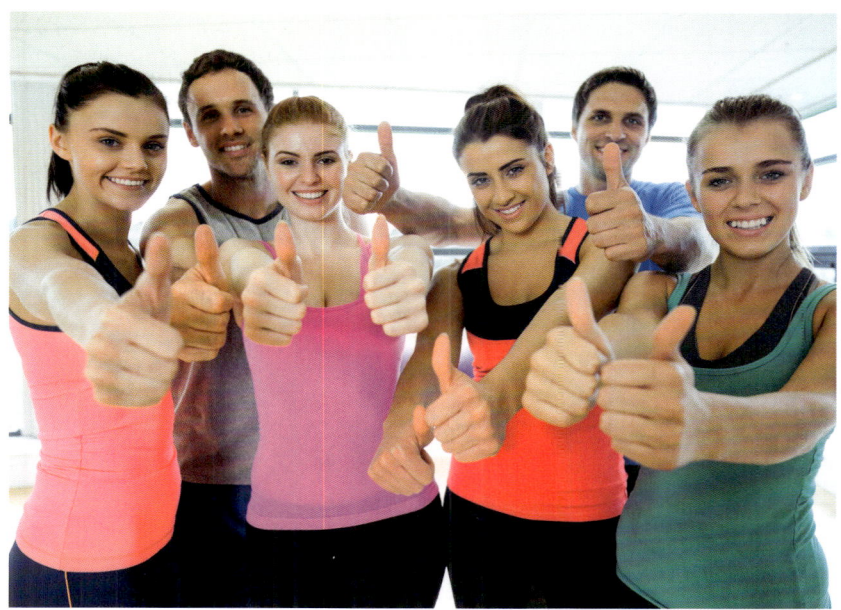

Mit der Einnahme von Krillöl sollten Sie nicht warten, bis Sie auf die Rente zugehen. Bereits ab dem dritten Lebensjahrzehnt baut der Körper langsam aber sicher ab. Je nach Lebensweise und Genetik schneller oder langsamer. Besonders davon betroffen sind unsere Enzymsysteme.

Damit der Körper aus der kurzkettigen Omega-3-Fettsäure Alpha-Linolensäure *(ALA)* die langkettigen Fettsäuren *DHA* und *EPA* herstellen kann, sind bestimmte Enzyme erforderlich. Wie mehrfach erwähnt, werden die speziellen Fette besonders im Gehirn gebraucht. Es ist also kein Wunder, dass Gedächtnis und Konzentration abnehmen, je älter wir werden. *DHA* und *EPA* sind sowohl an der Produktion von Neurotransmittern, als auch an der Signalübertragung der Synapsen beteiligt. Mit der täglichen Einnahme von zwei Kapseln Krillöl stellen Sie Ihrem Körper die nötigen Baustoffe für ein gut funktionierendes Gehirn zur Verfügung.

Es gibt aber noch weitere Gründe, warum Krillöl den Alterungsprozess hinauszögern kann. Das Super-Antioxidans Astaxanthin schützt die mehrfach ungesättigten Fette in unserem Gehirn vor Oxidation. Freie Radikale können so unschädlich gemacht werden. Neben Quecksilber (Amalgam) und Aluminium sind freie Radikale im Gehirn der wesentliche Co-Faktor für die Entstehung von Alzheimer.

Telomere – die Zündschnur des Lebens

In der Anti-Aging-Forschung taucht immer häufiger der Begriff Telomere auf. Das sind spezielle Proteine an den Enden unserer Chromosomen. Mit jeder Zellteilung werden die Telomere (griechisch: *telos* = Ende, *meros* = Teil) verkürzt. Vereinfacht gesagt: Je kürzer die Telomere, desto kürzer das Leben. Telomere sind wie Zündschnüre an einer Bombe, die mit den Jahren immer kürzer werden. Jedes Mal, wenn sich die Zelle aufgrund von Schlacken, Toxinen oder Verschleiß teilen muss, werden die Telomere ein Stück gekappt. Bei der nächsten Zellteilung ist die Kopie nicht mehr ganz so gut, wie das Original. Wir kennen das vom Fotokopierer. Wenn wir eine Kopie von der Kopie machen, wird das Dokument immer blasser, undeutlicher und es tauchen vielleicht Punkte auf, die im Original nicht sichtbar waren.

Die Frage ist nun: *Wie kann man die Verkürzung der Telomere hinauszögern?* Hier spielt das Enzym Telomerase eine wichtige Rolle. Zellen, in denen dieses Enzym aktiv ist, können sich viel häufiger teilen. Im *Journal of the American Medical Association* wurde vor einigen Jahren eine spannende Studie veröffentlicht.

Menschen mit einem hohen Omega-3-Blutspiegel altern langsamer, da die Verkürzung der Telomere weniger schnell voranschreitet. Damit nicht genug. Offensichtlich aktivieren die mehrfach ungesättigten Fettsäuren das Enzym Telomerase, das verkürzte Chromosomen wieder verlängert. An der Studie nahmen Patienten mit koronarer Herzkrankheit teil. „*Unseren Ergebnissen zufolge wäre es möglich, dass Omega-3-Fettsäuren Patienten vor der Zellalterung schützen könnten*", schreiben Ramin

Farzaneh-Far und seine Kollegen von der University of California in San Francisco. Die Forscher ermittelten die Blutspiegel für die beiden Omega-3-Fettsäuren Docosahexaensäure *(DHA)* und Eicosapentaensäure *(EPA)* bei 608 Herzpatienten. Außerdem bestimmten sie die Länge der Telomere in den weißen Blutkörperchen. Die Wiederholung der Telomer-Messungen nach fünf Jahren ergab, dass die Verkürzungsrate bei den Patienten mit den geringsten *DHA*- und *EPA*-Blutspiegeln mehr als doppelt so hoch war wie bei denen mit den höchsten Werten.

Das rote Carotinoid Astaxanthin im Krillöl schützt uns vor oxidativem Stress und kann dadurch einer Schädigung der Chromosomenenden entgegenwirken. Aus anderen Untersuchungen ist bekannt, dass *DHA* und *EPA* die Telomerase-Aktivität in weißen Blutkörperchen steigern, in kultivierten Krebszellen dagegen hemmen. Möglicherweise, so die Wissenschaftler, verstärken Omega-3-Fettsäuren die Telomerase-Aktivität gesunder Zellen und unterdrücken die krankhaft erhöhte Enzymaktivität in Krebszellen.

Falten? Nein, danke!

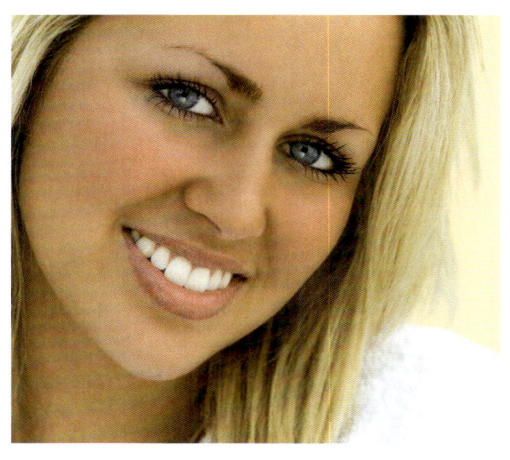

Natürlich möchten Frauen und Männer im Alter möglichst wenig Falten haben. Auch da sind Omega-3-Fette hilfreich, denn sie sorgen dafür, dass die Haut nicht so leicht austrocknet. Eine entzündete, schuppige, trockene Haut ist ein deutliches Zeichen für einen Mangel an Omega-3-Fetten. Omega-6-Fette, die wie gesagt reichlich in Sonnenblumen-, Soja- und Distelöl vorkommen, fördern Entzündungsprozesse. Um den Tagesbedarf an Omega-3-Fettsäuren zu decken, genügen ein paar Kapseln *Krillöl* nicht. Daher empfiehlt sich als Basisöl für die kalte Küche das *Omega-3-Plus*. Das Fettsäurespektrum ist optimiert, da es mehr Omega-3 als Omega-6 enthält. Zudem wird das Öl sehr schonend zubereitet.

Eine Anwenderin erzählt: *„Meine Gesichtshaut ist viel weicher. Es fühlt sich an, als ob Feuchtigkeitscreme von der Innenseite der Haut aufgetragen wurde."*

Eine Verbraucherstudie, die im Jahr 2004 in Kanada durchgeführt wurde, ist in dieser Hinsicht sehr beeindruckend. Von den mehr als 500 Teilnehmern, die regelmäßig die Ölmischung von Dr. Erasmus einnahmen, berichteten 78 Prozent, dass sich ihr Hautzustand verbessert hat.

Gerade im Winter, wenn viele Menschen über trockene, rissige Haut klagen, ist es ratsam, vermehrt mehrfach ungesättigte Fettsäuren zu konsumieren.

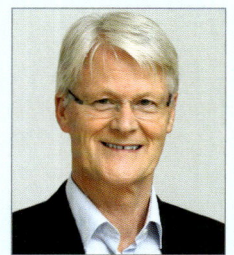

Dr. Udo Erasmus

Dr. Udo Erasmus ist ein international bekannter Experte auf dem Gebiet der Fette, Öle, des Cholesterins und der Gesundheit im Allgemeinen. Er studierte u.a. Biochemie und Genetik an der University of British Columbia. Als er 1980 mit Pestiziden vergiftet wurde, nahm sein Leben eine bedeutende Wende. Denn als die konventionelle Medizin ihm nicht helfen konnte, beschloss er seine Gesundheit selbst in die Hand zu nehmen. Er begann sich intensiv mit Ernährung zu beschäftigen. Seine bahnbrechenden Erkenntnisse veröffentlichte er in dem Bestseller „Fats that heal, Fats that kill" (Fette, die heilen – Fette, die töten).

In den vergangenen 15 Jahren trat der Deutsch-Kanadier in zahlreichen Radio- und Fernsehsendungen auf. Von ihm gibt es unzählige Interviews und Vorträge. Udo Erasmus hat Menschen in Kanada, den USA, Australien und Europa inspiriert und ihnen Fakten über Gesundheit nahe gebracht.

Noch ein Geheimtipp gegen Falten: Gelatine

Veganer und Vegetarier lesen diese Überschrift vermutlich nicht gerne. Ganz faltenfrei zu sein, ist auch für viele kein erstrebenswerter Zustand. Lachfalten machen uns sogar sympathisch und attraktiv. Doch mal ehrlich: Fühlen wir uns nicht geschmeichelt, wenn man uns etliche Jahre jünger schätzt als in unserem Pass steht?

Der Arzt Dr. Switzers lebt überwiegend vegetarisch. In seinem Vitalkost-Rezeptbuch schreibt er: *„Gelatine kann die Haut glätten und die Bildung von Falten verhindern. Sie liefert wichtige Bausteine für die Bildung der Haut, Knochen, Haare und Blutgefäße. Durch die Gelatine und organische Mikromineralien bin ich mit 53 immer noch faltenfrei und meine Haare haben ihre natürliche Farbe.*

Das Bindegewebe kann von der Gelatine profitieren, weil sie wichtige Bausteine für die Bildung von kollagenen Fasern liefert. Gerade Vegetarier und Veganer können schnell grau und faltig werden. Fehlende Gelatine und organische Spurenelemente können den Alterungsprozess beschleunigen. Ich habe schon 50-jährige Vegetarierinnen erlebt, die fast wie 70 ausgesehen haben. Kleine Mengen Gelatine, kalt geraucher Bio-Lachs, Wildkräuter-Cocktails, das Weglassen von glutenhaltigen Kohlenhydraten und eine Reduktion von Milcheiweiß können diesen Prozess verlangsamen bzw. stoppen."

Soweit der kleine Exkurs von Dr. Switzers über Gelatine. Wer die Krillöl-Gelatine- Kapseln absolut nicht mag oder reiner Vegetarier ist, der kann seinen Bedarf an langkettigen Fettsäuren mit *Omega-3-DHA* decken. Es ist ein rein veganes Öl, ebenfalls von Dr. Erasmus. Das *DHA* darin wird aus Algen gewonnen.

Unser Körper kann aus dem *DHA* durch einen enzymatischen Schritt sehr leicht auch *EPA* gewinnen. Für Vegetarier und Kleinkinder eine fantastische Möglichkeit, die Versorgung mit wichtigen Gehirn-Fettsäuren sicher zu stellen.

Krillöl macht glücklich

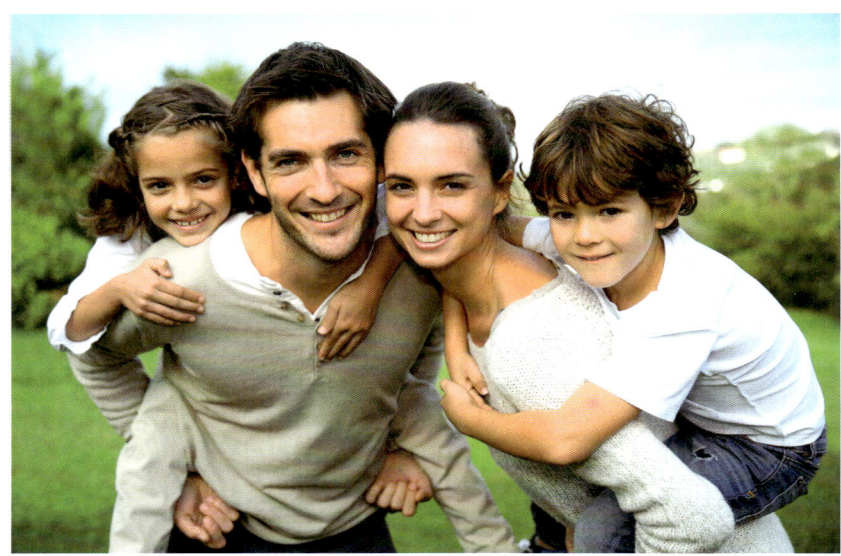

Erkrankungen wie Depressionen, Psychosen und Schizophrenie sind wie andere Leiden auch multikausal. Das bedeutet, dass mehrere Faktoren an der Entstehung beteiligt sein können. Eine Depression, die sich aufgrund einer gescheiterten Ehe oder einem anderen traumatischen Erlebnis entwickelt hat, kann man sicher nicht allein mit Krillöl heilen. Doch seelische Erkrankungen haben sehr oft eine starke körperliche Komponente.

Auf diesen Zusammenhang haben Ärzte in den USA und Kanada bereits vor mehr als 40 Jahren hingewiesen. Dr. Abram Hoffer, Dr. Ben F. Feingold und Dr. Carl Pfeiffer waren Pioniere auf diesem Gebiet.

Leider sind deren wichtige Erkenntnisse im deutschsprachigen Raum viel zu wenig bekannt. Offensichtlich ist es so, dass fast alles, was Musik,

Mode, Technik, Kunst etc. betrifft, nach kurzer Zeit über den „großen Teich" zu uns schwappt. Gute Therapien und Studienergebnisse jedoch verschwinden oft in der Versenkung.

Unser Gehirn besteht ja bekanntlich zu zwei Dritteln aus Fett. Fettsäuren sind enorm wichtige Bausteine für die Schutzhülle (Membran) von Nervenzellen. Auch an der Synthese von Hormonen und Neurotransmittern wie Serotonin und Dopamin sind Omega-3-Fettsäuren direkt beteiligt. Ebenso an der Impulsübertragung an den Synapsen.

Diese Vitalstoffe sind wichtig für den Hirnstoffwechsel

- EPA und DHA
- Vitamin B_1, B3, B_5, B_6, B_{12}, Folsäure
- Zink, Magnesium, Mangan
- Die Eiweißbausteine Tryptophan, Tyrosin, Phenylalanin, Glutamin, Carnitin, Methionin, Lysin, Taurin
- Phosphatidylcholin und Phosphatidylserin (beide auch im Krillöl enthalten)
- Glukose (aus Kohlenhydraten / nicht essentiell)
- Ketone (aus Fett)

EPA hilft wirkungsvoll gegen Depressionen

Dr. Andrew Stoll veröffentlichte 1999 eine bemerkenswerte Studie (doppelblind und placebo-kontrolliert). Es ging um Fischöl mit einem hohen EPA-Anteil, das Patienten verabreicht wurde, die manisch depressiv waren oder an einer bipolaren Störung litten. Die Ergebnisse waren äußerst positiv. Lediglich ein Patient erlitt einen Rückfall. Allen anderen aus der EPA-Gruppe konnte das Öl deutliche Linderung verschaffen.

Inzwischen gibt es viele wissenschaftliche Untersuchungen, die auf einen Zusammenhang zwischen Depressionen und einem niedrigen Gehalt an Omega-3-Fettsäuren hinweisen.

Klinische Studie: EPA verbessert Symptome von Depression

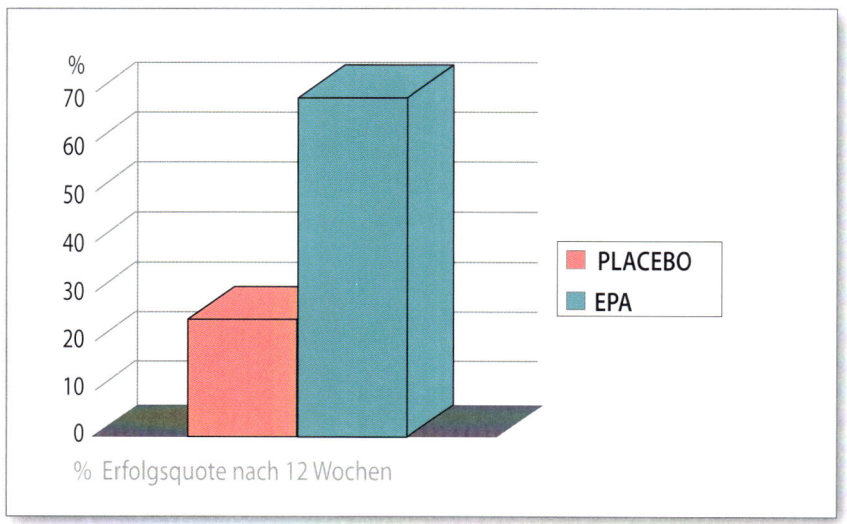

% Erfolgsquote nach 12 Wochen

In Israel wiederholte Dr. Nemets und seine Mitarbeiter den Versuch von Dr. Stoll. Bei mehr als der Hälfte seiner Patienten verschwanden die Depressionen in weniger als drei Wochen nach Gabe eines Fischöles mit hohem Gehalt an EPA. Hier muss man allerdings höher dosieren. Drei mal drei Kapseln am Tag sind empfehlenswert.

Dr. Basant Puri vom Londoner Hammersmith Hospital hatte einen jungen Patienten mit schwersten Depressionen und Selbstmordgedanken. Der 21-jährige Student namens Keith hatte bereits mehrere Antidepressiva bekommen. Ohne Erfolg.

David Servan-Schreiber beschreibt den Fall in seinem Buch *Die neue Medizin der Emotionen* sehr eindrücklich. Dr. Puri setzte, abgesehen von dem letzten Antidepressivum das Keith sei zehn Monaten einnahm, alle Medikamente ab. Stattdessen verabreichte er ihm täglich einige Gramm gereinigten Fischöls, um die Membranen seiner Neuronen zu regenerieren. Die Ergebnisse waren sensationell. Binnen einiger Wochen verschwanden die Selbstmordgedanken vollständig, von denen Keith seit mehreren Monaten unaufhörlich heimgesucht worden war. Ebenso verflüchtigten sich seine Hemmungen in Gegenwart fremden Menschen. Außerdem konnte der Patient endlich wieder schlafen. Neun Monate darauf hatten sich alle Symptome seiner Depression aufgelöst, die ihn seit sieben Jahren gequält hatten. Sein Wert auf der Depressionsskala sank von dem höchsten Wert auf null.

Dr. Puri ist nicht nur Psychiater, sondern auch Spezialist für die bildliche Darstellung von Gehirnfunktionen. Das Hammersmith Hospital ist seinerseits eines der wichtigsten Forschungszentren auf diesem Gebiet. Bevor Dr. Puri Keith behandelte, steckte er ihn in mehrere Scanner, um Bilder seines Gehirns zu erhalten. Als er neun Monate später die Untersuchungen wiederholte, konnte er feststellen, dass der Gehirnstoffwechsel des jungen Mannes sich von Grund auf verändert hatte: Die Membranen der Neuronen hatten sich nicht nur verstärkt, sie wiesen auch keinerlei Anzeichen eines Abbaus auf. Die Struktur des Gehirns seines Patienten als solche hatte sich also positiv verändert.

Depression & Fischkonsum

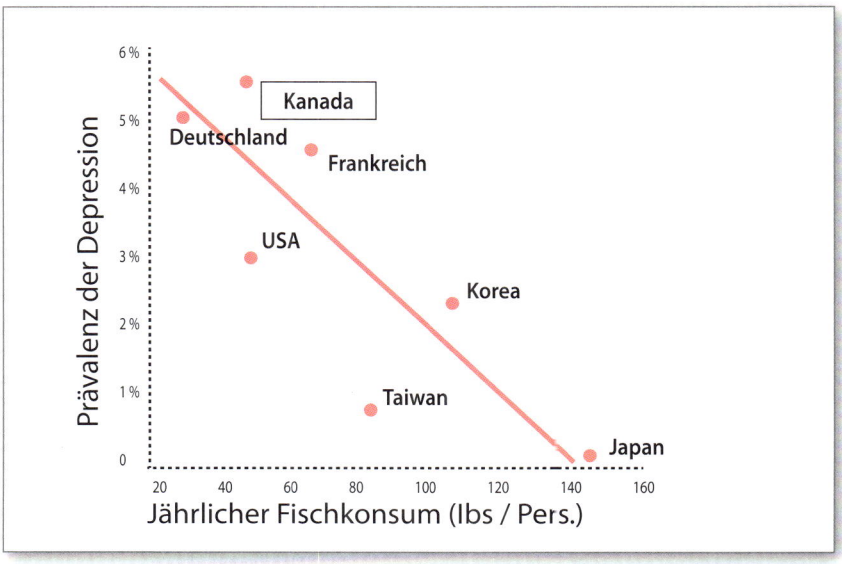

Quelle: Hibbeln IR (1998) Fish consumption and major depression: The Lancet

Auch groß angelegte Bevölkerungsstudien bestätigen, dass bei einer Ernährung, die viele Omega-3-Fettsäuren enthält, die Menschen weniger an Depressionen leiden. In Ländern wie Korea, Taiwan und Japan, wo traditionell viel Fisch gegessen wird, treten Depressionen wesentlich seltener auf. Hierzulande verschärft der hohe Anteil an Omega-6 in der Nahrung das Problem noch. Ein Übermaß an Omega-6 verhindert die körpereigene Produktion von EPA und DHA. Hinzu kommt noch, dass ein zuviel an Omega-6 Entzündungsprozesse fördert. Chronische Entzündungen im Gehirn wiederum können die Entstehung von Depressionen begünstigen.

Schwangerschaftsdepression

Eine recht häufige Form der Depression ist die postnatale. Das ist nicht dasselbe wie der relativ harmlose Baby Blues. Der beginnt einige Tage nach der Geburt. Die Mütter sind nah am Wasser gebaut und fühlen sich elend. Sie sind angespannt, müde und gereizt. Nach wenigen Tagen verschwindet der kurzfristige Baby Blues von allein.

Die postnatale Depression hingegen beginnt erst Wochen oder gar Monate nach der Geburt. Man geht heute davon aus, dass jede vierte Mutter davon betroffen ist. Die postnatale Depression bessert sich nicht nach wenigen Tagen, sondern sie verschlimmert sich eher.

Wie an anderer Stelle beschrieben, wird DHA im letzten Drittel der Schwangerschaft über die Placenta an den Fötus weitergegeben. Auch nach der Geburt ist die langkettige Omega-3-Fettsäure einer der wichtigsten Bestandteile der Muttermilch. Dadurch verstärkt sich das DHA-Defizit im Gehirn der Mutter. In Japan, Singapur oder Malaysia ist die postnatale Depression bis zu 20-mal seltener als in der westlichen Welt. Diese Zahlen spiegeln laut des renommierten Medizin-Journals Lancet den Unterschied der Ernährungsgewohnheiten wieder.

Obwohl sich die ganzen Studien über Depressionen auf Fisch oder Fischöl beziehen, ist Krillöl sicherlich wirkungsvoller. Die mehrfach ungesättigten, langkettigen Fettsäuren EPA und DHA sind durch das Astaxanthin vor Oxidation geschützt, zudem sind die Fettsäuren an Phospholipide gebunden, was die Resorption erheblich verbessert.

Entzündungen –
die heimlichen Killer

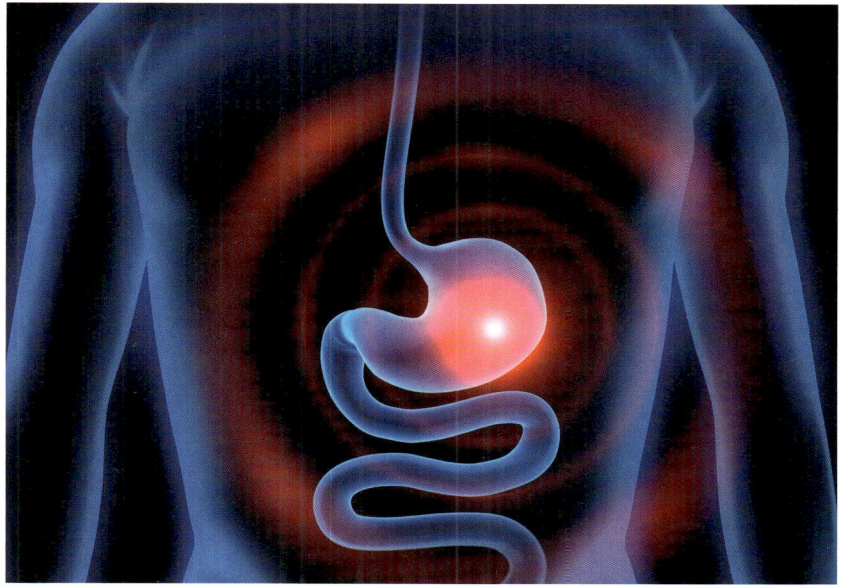

Die Überschrift klingt erst mal sehr reißerisch. Und doch ist es eine Tatsache. Chronische Entzündungsherde lassen uns schneller sterben. Das haben Studien in den vergangenen Jahren eindeutig belegt. Selbst auflagenstarke Zeitschriften wie Spiegel, Stern oder Focus haben darüber berichtet.

Das englischsprachige *Time Magazin* veröffentlichte bereits im Februar 2004 einen Bericht mit dem Titel: „*The Secret Killer – The surprising link between Inflammation and Heart attacs, Cancer, Alzheimers and other diseases*" (Die heimlichen Killer – die überraschende Verbindung zwischen Entzündungen und Herzinfarkt, Krebs, Alzheimer und anderen Erkrankungen).

Akute Entzündungen sind zunächst nichts Schlechtes. Im Gegenteil - sie sind Teil eines Heilungsprozesses. Wenn uns unerwünschte Bakterien oder Viren angreifen, wird das Entzündungssystem gestartet. Die Eindringlinge werden so erfolgreich bekämpft. Auch wenn wir uns mit einem Messer schneiden, hilft eine kurzzeitige Entzündung den Wundheilungsprozess einzuleiten.

Problematisch wird es erst, wenn eine Entzündung chronisch wird. Dauerhafte Entzündungen können unserer Gesundheit massiv schaden. Die meisten entzündlichen Erkrankungen erkennen sie an der Endung „itis". Eine Arthritis ist eine Gelenkentzündung, eine Hepatitis steht für eine Entzündung der Leber, bei einer Pankreatitis ist die Bauchspeicheldrüse betroffen. Recht weit verbreitet ist die Parodontitis, eine Entzündung des Zahnhalteapparates. Sie zeigt sich durch Zahnfleischbluten beim Zähneputzen. Man sollte das nicht auf die leichte Schulter nehmen, denn dauerhafte Entzündungen haben erhebliche Spätfolgen.

Weitere Entzündungen die recht häufig vorkommen sind: Bronchitis, Gastritis (Magenschleimhaut) und Dermatitis (Haut). Die bekanntesten Entzündungen im Bereich des Darms sind Colitis Ulcerosa und Morbus Crohn.

Was macht chronische Entzündungen so gefährlich? Genau betrachtet hängt das mit oxidativen Prozessen zusammen, die immer bei einer Entzündung auftreten. „Entzündung ist der böse Zwilling der Oxidation", sagt der Neurowissenschaftler James Joseph von der Tufts Universität.

Die Liste der Erkrankungen, die in ihrer Entstehung durch chronische Entzündungen begünstigt werden, ist lang: Herzkrankheiten, Schlaganfall, Krebs, Diabetes, Alzheimer, Parkinson, Asthma, rheumatische Arthritis und mehr.

Bei einer chronischen Entzündung haben Sie in den meisten Fällen erst einmal keine Beschwerden. Hätte man immer gleich Schmerzen, würde das sofort auffallen. Eine chronische Entzündung gleicht einem Schwelbrand. Erst merken Sie nichts, plötzlich steht das ganze Haus in Flammen. Natürlich gibt es Laborwerte, an denen Ihr Arzt sehen kann, ob eine Entzündung im Körper vorhanden ist. Am bekanntesten ist der CRP-Wert. Die Abkürzung steht für C-Reaktives Protein. Es macht Sinn, diesen Wert immer wieder mal untersuchen zu lassen. Die Schulmedizin hat auch etliche entzündungshemmende Medikamente zu bieten. Die bekanntesten sind: Aspirin, Diclofenac und Ibuprofen. Die Langzeit-Einnahme ist jedoch nicht zu empfehlen. Magengeschwüre, Blutungen, Nierenfunktionsstörungen, Kopfschmerzen, Schlaf- und Sehstörungen und eine Erhöhung des Blutdrucks können mögliche Nebenwirkungen sein.

Der „Star" unter den entzündungshemmenden Medikamenten ist Cortison. Dieses Hormon kann unser Körper in begrenzten Mengen in der Nebenniere auch selbst herstellen. In akuten Fällen kann eine Cortisonspritze wirklich lebensrettend sein.

Wenn sie eine Wespe in den Hals sticht und der Rachen aufgrund einer allergischen Reaktion zu schwillt, droht Ihnen der Erstickungstod. Gut, wenn da ein Arzt mit einer Cortisonspritze in der Nähe ist. Innerhalb von wenigen Sekunden geht die Entzündung zurück.

Sehr bedenklich ist, wenn Patienten über Monate chemisch hergestelltes Cortison bekommen. Die Liste der Nebenwirkungen bei einer Langzeiteinnahme ist lang: Augenerkrankungen, Depressionen, erhöhtes Risiko für Diabetes, Abwehrschwäche, Gewichtszunahme, Hautprobleme, Knorpelabbau, Muskelschwund, Osteoporose, Schlafstörungen und Wassereinlagerungen.

Mit Naturstoffen chronische Entzündungen heilen

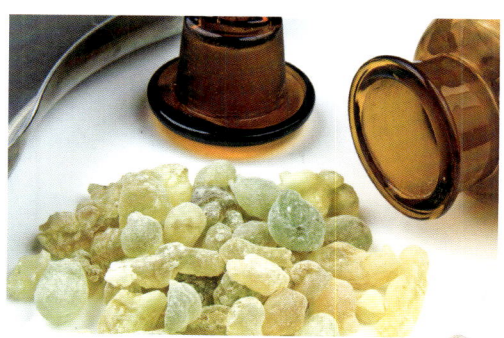

Weihrauch

Wenn Ihnen Ihr Arzt eine -itis-Krankheit diagnostiziert, sind Sie gut beraten, wenn Sie pflanzliche Stoffe kennen, die Entzündungen eindämmen. Zum Beispiel Weihrauch - auch das Cortison der Natur genannt. In Asien und im Mittelmeerraum wird das spezielle

Harz seit über 2.000 Jahren erfolgreich bei Entzündungen eingesetzt. An der Uni Tübingen wurde Weihrauch sehr gut erforscht. Gute Erfahrungen gibt es bei Gelenksentzündungen, Asthma, Multiple Sklerose und entzündlichen Darmerkrankungen. Manche Ärzte setzen Weihrauchextrakte sogar begleitend bei Hirntumoren ein.

Bei starken Entzündungen ist es ratsam, mehrere Naturstoffe zu kombinieren. Bei Gelenksentzündungen hat sich zusätzlich die schwefelhaltige Verbindung MSM bewährt. MSM bekommen Sie in Kapseln und es ist ebenso wie Weihrauchextrakt relativ preiswert.

Da ein enger Zusammenhang zwischen Entzündung und Oxidation besteht, sind Radikalfänger auch gleichzeitig entzündungshemmend. Krillöl hilft hier in doppelter Hinsicht. Zum einen wirken die langkettigen Omega-3- Fettsäuren Entzündungen entgegen, zum anderen hat sich der natürliche Inhaltsstoff Astaxanthin bei inflammatorischen Prozessen bestens bewährt.

Im Buch *Ölwechsel für Ihren Körper* habe ich bereits ausführlich beschrieben, dass Omega-3-Fette entzündungshemmend wirken, Omega-6-Fette hingegen fördern Brandherde im Körper. Daher sollten Sie als Basisöl in der Küche Öle verwenden, die reich an Omega-3-Fetten sind. Diese hochwertigen Öle sollten Sie aber keinesfalls erhitzen. Leider ist es jedoch so, dass in vielen Haushalten Öle verwendet werden, die einen Überschuss an Omega-6-Fetten haben. Dazu zählen das beliebte Sonnenblumenöl, aber auch Distel-, Soja-, Kürbiskern-, Maiskeim- und Traubenkernöl. Alles Öle, die nachweislich chronische Entzündungen fördern.

Zu allem Übel kommt bei den meisten Familien noch täglich Fleisch und Wurst auf den Tisch. Diese fördern im Körper die Bildung von Arachidonsäure, welche ebenfalls langwierige Entzündungen begünstigt. Wenn Sie in der Küche das falsche Öl verwenden und zusätzlich noch der „Fleischeslust" frönen, sind den gefährlichen, chronischen Entzündungen Tür und Tor geöffnet.

Anders die Omega-3-Fette EPA und DHA, die in Kaltwasserfischen und ganz besonders im Krill reichlich vorhanden sind und eine ganze Reihe von schützenden Wirkungen besitzen. Die Apothekerin Prof. Dr. Döll schreibt dazu in ihrem Buch Entzündungen – Die heimlichen Killer: „So haben sie (EPA und DHA) beispielsweise einen günstigen Einfluss auf den Fettstoffwechsel und senken die vor allem bei Diabetikern häufig erhöhten Tryglyzeridwerte. Aber auch das „böse LDL" Cholesterin wird herabgesetzt, bei gleichzeitiger Anhebung des „guten HDL" Cholesterins.

Diese Fettsäuren tragen zur Normalisierung eines erhöhten Blutdrucks bei und fördern die Durchblutung. So machen sie die roten Blutkörperchen elastisch, sodass diese sich verformen und in den engen Gefäßen besser „durchschlüpfen" können. Damit bleibt das Blut schön flüssig und der mitgeführte Sauerstoff und die in diesem Lebenssaft enthaltenen Nährstoffe gelangen in die kleinsten Gefäße. Zudem wirken diese Fettsäuren der Verklumpung der Blutplättchen entgegen, was für einen ungehinderten Blutfluss ebenfalls von Bedeutung ist.

Die Omega-3-Fettsäuren EPA und DHA normalisieren aber auch einen aus dem Takt geratenen Herzrhythmus und wirken damit dem hierdurch häufig verursachten plötzlichen Herzstillstand entgegen. Und schließlich wirken sie als effiziente „Feuerlöscher" und bringen die Entzündungsspirale in Gefäßen, Gelenken, dem Magen- Darm- Trakt, der Haut oder sonstigen entzündeten Bereichen des Körpers zum Stillstand."

EPA und DHA wirken an sich schon sehr gut gegen Entzündungen. Beim Krillöl kommt noch der Joker Astaxanthin dazu. Im Jahr 2006 wurde in einer klinischen Studie die Wirkung von natürlichem Astaxanthin auf dem Entzündungsmarker CRP untersucht. Diese Untersuchung wurde unter der Leitung von Gene Spiller am Health Research and Studies Center in Kalifornien durchgeführt. Die Studie lief über acht Wochen und 16 von 25 Probanden bekamen natürliches Astaxanthin. Die restlichen neun erhielten ein Placebo. Die Ergebnisse waren sehr beeindruckend: Bei der Astaxanthin-Gruppe wurde eine Verringerung des CRP um 20,7 Prozent gemessen. Die Placebo-Gruppe hingegen zeigte einen Anstieg der CRP- Werte. Fazit: Bei chronischen und akuten Entzündungen immer verstärkt Superfoods in die tägliche Ernährung einbauen. Allen voran das Krillöl.

Astaxanthin –
Das Super-Antioxidans

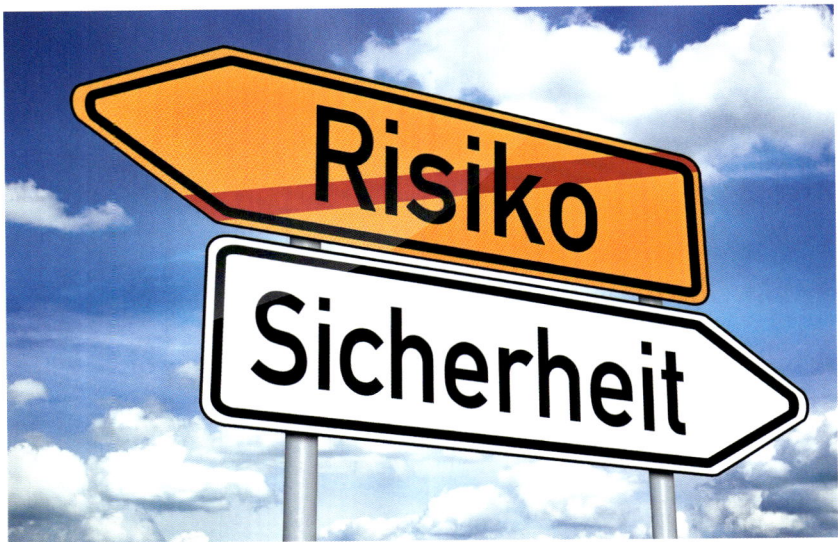

Astaxanthin gehört zur Gruppe der Carotinoide. Diese Vitalstoffe sind für die kräftigen Farben der Früchte und Gemüse zuständig. Sie färben Karotten orange, Paprika rot und Maiskörner gelb. Es gibt über 700 verschiedene Carotinoide. Alle haben positive Wirkungen auf unsere Gesundheit. Vor allem bieten sie einen starken Schutz vor Oxidation.

Das Carotinoid Astaxanthin wird zu Recht als das stärkste Antioxidans bezeichnet. Es kommt natürlicherweise in Algen (Plankton) vor. Wenn Fische oder andere Tiere diese Algen in großen Mengen fressen, dann reichert sich dieses Carotinoid an. Sie nehmen eine rosa Farbe an. Lachse, Hummer, Shrimps, Krabben, Krill und Flamingos verdanken ihre Farbe dem Astaxanthin. Für die Algen ist dieses Carotinoid ein Schutzstoff. Er ermöglicht, dass Algen in extremer Hitze, starker Kälte oder intensiver Sonneneinstrahlung überleben können. Dabei ist es wie so oft: Das, was die Pflanzen schützt, schützt auch uns Menschen. Bekannt ist dieses Prinzip bereits vom Chlorophyll, OPC, Resveratrol oder von den Salvestrolen. Astaxanthin unterscheidet sich in seiner chemischen Struktur nur wenig von anderen Carotinoiden und doch hat es einige herausragende Eigenschaften.

Freie Sauerstoff-Radikale machen krank und lassen uns schneller altern

Freie Radikale sind Atome oder Moleküle, denen auf der äußeren Schale mindestens ein Elektron fehlt. Sie haben daher das Bestreben sich Elektronen von anderen Atomen zu holen. Generell sind nur diejenigen Atome ausgeglichen und stabil, deren äußere Umlaufbahn mit Elektronen gesättigt ist. Die Edelgase sind hierfür ein Beispiel. Sie sind chemisch sehr stabil und nicht reaktionsfreudig. Ganz anders das Sauerstoffatom. Ihm fehlen auf der äußeren Umlaufbahn zwei Elektronen. Daher verbindet sich das Sauerstoffatom gerne mit einem weiteren Sauerstoffatom. Es borgt sich dort sozusagen zwei Elektronen, damit die äußeren Hüllen stabil sind. Wir sprechen dann vom O_2-Molekül. Dadurch, dass sich das Doppelatom zwei Elektronen teilt, wird es zunächst chemisch relativ stabil.

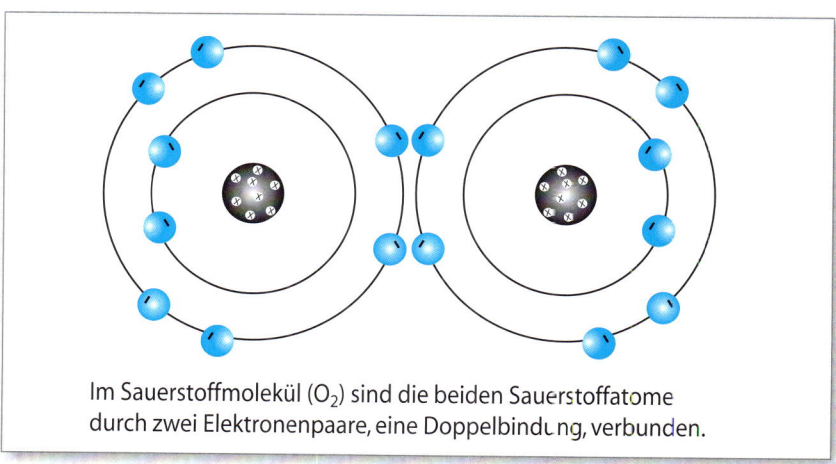

Im Sauerstoffmolekül (O_2) sind die beiden Sauerstoffatome durch zwei Elektronenpaare, eine Doppelbindung, verbunden.

Quelle: Dr. Pirc / Den Alterungsprozess umkehren

Werden jedoch die beiden Sauerstoffatome durch äußere Einflüsse (z.B. radioaktive Strahlung) getrennt, werden diese hochaggressiv. Der Chemiker spricht dann vom Singulett-Sauerstoff. Der Sauerstoff wird dann im wahrsten Sinne des Wortes radikal. Hemmungslos, blindwütig, äußerst agressiv und blitzschnell stürzt sich der Singulett-Sauerstoff wie ein Süchtiger auf harmlose Nachbarmoleküle, um diesen das ihm fehlende Elektron zu entreißen.

Reagiert der Sauerstoff draußen in der Natur mit verschiedenen Substanzen, ist das nicht weiter tragisch. Die Schnittfläche eines Apfels läuft dann braun an, Holz wird morsch, Materialien aus Eisen beginnen zu rosten oder Gummidichtungen werden mit der Zeit spröde. Gefährlich wird der Singulett-Sauerstoff, wenn er in unserem Körper wütet. Dann werden Zellen, Zellverbände und schließlich ganze Organe geschädigt. Dabei ist es nicht etwa so, dass ein freies Radikal nur eine Zelle schädigt, sondern es entstehen regelrechte Kettenreaktionen. Ein Radikal kann auf diese Weise Tausende Zellen bombardieren. Die Folgen für den Körper sind verheerend. So werden etwa schützende Zellhüllen (Zellmembranen) aufgebrochen, sogar der Zellkern, der die Erbsubstanz trägt, kann geschädigt werden. Zellen, die derart in Mitleidenschaft gezogen wurden, sterben entweder ab oder aber sie verändern sich auf gefährliche Weise. Die Konsequenzen: Körperfunktionen werden abgebaut - und das heißt: Wir altern schneller. Immer mehr Wissenschaftler machen freie Radikale für bis zu 80 Prozent aller Krankheiten und vorzeitiger Alterung verantwortlich, denn selbstverständlich ist auch unsere Haut davon betroffen. Durch oxidative Vorgänge wird sie spröde und runzelig. Die Hiobsbotschaft für Raucherinnen und Raucher: Ein Zug an einer Zigarette setzt Milliarden freie Radikale frei! Mit den Jahren sieht man das an der Haut. Das gleiche trifft auf den Sonnenbrand zu. Auch hier wird die Haut durch oxidative Prozesse nachhaltig geschädigt.

Außerdem stehen freie Radikale in Zusammenhang mit einer ganzen Reihe von Erkrankungen wie Alzheimer, Gelenkschäden, Herzinfarkt und Krebs. Werden Arterienwände angegriffen, lagert sich in den feinen Rissen Cholesterin an, das ebenfalls oxidiert. Der Durchfluss in den Blutgefäßen wird dann immer enger. Cholesterin alleine schadet dem Körper nicht, sondern erst wenn es oxidiert. Man schätzt, dass jede unserer Zellen täglich rund 10.000 Angriffen von freien Sauerstoff-Radikalen ausgesetzt ist.

Sauerstoff – lebensnotwendig, aber auch gefährlich

Wir können wochenlang ohne Nahrung, einige Tage ohne Wasser, aber nur wenige Minuten ohne Sauerstoff leben. Jede Zelle benötigt Sauerstoff, damit in den Mitochondrien ununterbrochen Energie erzeugt werden kann. Sauerstoff ist einerseits lebensnotwendig, andererseits gefährlich, wenn er als Singulett-Sauerstoff Zellen nachhaltig schädigt.

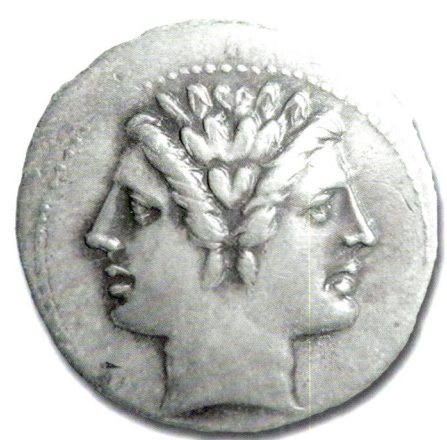

Daher wird für O_2 gerne die Metapher des Januskopfes gewählt. Der Januskopf in der römischen Mythologie symbolisiert die Zwiespältigkeit. Er steht für Anfang und Ende, Gesundheit und Krankheit, Leben und Tod. Auf römischen Münzen abgebildet, hat er die Bürger stets an die Polarität des Lebens erinnert.

Da der lebensnotwendige Sauerstoff auch eine potentielle Gefahr darstellt, wird er unter größten Sicherheitsvorkehrungen in die Zellen geschleust. Aus der Atemluft gelangt er über die Lunge ins strömende Blut. Dort wird er fest an Hämoglobin gebunden. Die Enzyme Gluthation-Peroxidase und Katalase halten den Sauerstoff zusätzlich in Schach.

Auf diese Weise gelangt O_2 geschützt in das Innere der Zellen, bis in die Energiekraftwerke der Zellen, in die Mitochondrien hinein. Die Anzahl der Mitochondrien pro Zelle liegt typischerweise bei einer Größenordnung von 1.000 bis 2.000 bei einem Volumenanteil von 25 Prozent.

In unseren Biologiebüchern sind leider immer der Einfachheit halber nur ein bis zwei Mitochondrien abgebildet. Besonders viele Mitochondrien befinden sich in Zellen mit hohem Energieverbrauch; das sind unter anderem Muskelzellen, Nervenzellen, Sinneszellen und Eizellen. In Herzmuskelzellen erreicht der Volumenanteil von Mitochondrien sogar

36 Prozent. Die Hülle der Mitochondrien besteht aus einer äußeren und einer inneren Membran, die aus Phospholipid-Doppelschichten und Proteinen aufgebaut ist.

Bislang sind etwa 50 Krankheiten (Mitochondriopathien) bekannt, die durch mitochondriale Fehlfunktionen hervorgerufen werden können. Dazu gehören unter anderem neurodegenerative Erkrankungen (Morbus Alzheimer, Morbus Parkinson, Amyotrophe Lateralsklerose), aber auch Diabetes, Herz-Kreislauferkrankungen und Krebs. Da Mitochondrien vor allem für die Bereitstellung der Energie (in Form von ATP) in den Körperzellen zuständig sind, machen sich diese Erkrankungen meist zuerst durch massive Schwäche, Müdigkeit und Ähnliches bemerkbar.

Mit der nachfolgenden Grafik möchte ich Sie nicht an traumatische Erlebnisse im Biologieunterricht erinnern. Sie soll vielmehr dazu dienen, um Ihnen zu veranschaulichen welche Vitalstoffe bei der Energiegewinnung von Bedeutung sind: Fettsäuren, Magnesium, Co-Enzym Q10, L-Carnitin und die Vitamine C, B_2, B_3, und K_2.

Die Atmungskette in den Mitochondrien

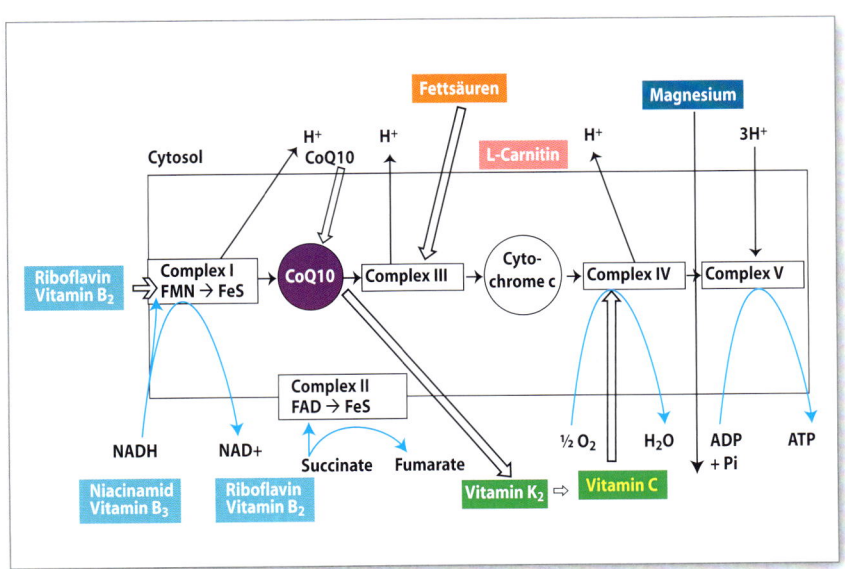

Um Zellen und Zellorganellen vor freien Radikalen zu schützen, sind zusätzlich Antioxidantien notwendig. Sie sind in der Lage freie Elektronen abzugeben. Dadurch werden Radikale entschärft und unschädlich gemacht. Vitamine, Mineralstoffe, Spurenelemente und sekundäre Pflanzenstoffe zählen zu den Radikalfängern, die meist auch als Antioxidantien bezeichnet werden.

Die beste Lebensversicherung: Antioxidantien

Wichtig ist, dass das Gleichgewicht zwischen Radikalen und Radikalfängern stimmt. Freie Radikale haben durchaus auch ihre positiven Seiten. Sie können Viren und Bakterien zerstören. Freie Radikale hat es immer schon gegeben. Sie entstehen natürlicherweise beim Verbrennungsprozess von Nahrung in den Zellen. Als sich die Menschen noch überwiegend von Kräutern, Beeren, Früchten und Gemüse ernährten, waren freie Radikale kein Problem. Heute sieht das anders aus. Im Allgemeinen enthält Fertignahrung, Fast Food und kohlenhydratreiche Nahrung kaum Antioxidantien. Dafür ist jedoch die Belastung mit freien Radikalen in unserer heutigen Gesellschaft im Gegenzug enorm gestiegen. Sie entstehen durch: Radioaktivität, Elektrosmog, Röntgen-, TV-, Computer-, und Mobilfunkstrahlung, Stress, Gifte aller Art, Zigarettenrauch (auch Passivrauchen), Sport, Übergewicht, Medikamente, Alkohol, Ozon und UV-Strahlung. Das natürliche Gleichgewicht ist also massiv aus den Fugen geraten. In den letzten 16 Jahren hat sich die elektromagnetische Strahlung um 400 Prozent erhöht. Tschernobyl und Fukushima gehen auch nicht spurlos an uns vorbei. Die Amerikaner haben in Serbien, Kroatien, Afghanistan und im Irak Waffen eingesetzt, die radioaktives Uran enthalten. Auch das verteilt sich über den gesamten Planeten. So haben wir einerseits die menschengemachte erhöhte Belastung, andererseits weniger Antioxidantien in der Nahrung.

Superfood Krillöl

Es wird immer wichtiger sogenannte Superfoods in die tägliche Ernährung einzubauen. Das sind Lebensmittel mit einer hohen Dichte an Vitalstoffen. Zu den Superfoods gehören u.a.: dunkle Beeren, Granatapfel, Acerola, Blütenpollen, Chlorella, Spirulina, Weizengras, Ginseng, grüner Tee, Kokosöl, Heilpilze, Aloe Vera und Krillöl.

Superfoods sind Lebensmittel die unsere Gesundheit schützen. Ganz im Sinne von Hippokrates, dem Urvater der Medizin, der schon in der Antike postulierte: *„Eure Lebensmittel sollen eure Heilmittel sein".*

Krillöl zählt da zweifellos dazu. Deswegen ist ihm auch im Buch Die 50 besten Superfoods von Brigitte Hamman ein Kapitel gewidmet. Hier ein Auszug daraus:

„Studien zeigen die Wirkung des Krillöls auf Entzündungen und den Fettstoffwechsel (Cholesterin), bei der Verstärkung von Lernvorgängen und der Konzentrationsfähigkeit, der Reduzierung von Übergewicht und der Oxidation von Fetten und Proteinen, die zu Schäden im Körper führen. Unter den mehrfach ungesättigten Fettsäuren sind vor allem die Docosahexaensäure (DHA), die Eicosapentaensäure (EPA) und die vierfach ungesättigte essentielle Alpha-Linolensäure wichtig, da aus ihnen Prostaglandine hergestellt werden. Die haben Einfluss auf den Blutdruck, die Blutgerinnung, den Fettstoffwechsel, Entzündungen und allergische Reaktionen.

Ein weiterer Grund, der Krillöl in das Zentrum der Aufmerksamkeit rückt, ist sein Gehalt an dem Farbstoff Astaxanthin. Er verleiht Krill und anderen Schalentieren ihre leuchtend rote Farbe. Astaxanthin ist ein stark wirksames Antioxidans. Sein Schutz vor freien Radikalen ist um ein vielfaches höher als beim wirkungsvollen Beta-Carotin oder Vitamin E.

Freie Radikale haben einen wesentlichen Einfluss auf den Alterungsprozess und sind an bestimmten chronischen Erkrankungen beteiligt. Astaxanthin kann die Blut-Hirn-Schranke überwinden und so auch das zentrale Nervensystem und die Augen schützen. Deshalb kann es bei Alzheimer und grünem Star (Glaukom) eingesetzt werden."

Soweit Brigitte Hamann in ihrem lesenswerten Buch über die Superfoods. An dieser Stelle noch etwas ergänzend zu den freien Radikalen. Da sie jede Zelle schädigen, kann im Prinzip auch jede Erkrankung dadurch entstehen, im schlimmsten Fall Krebs.

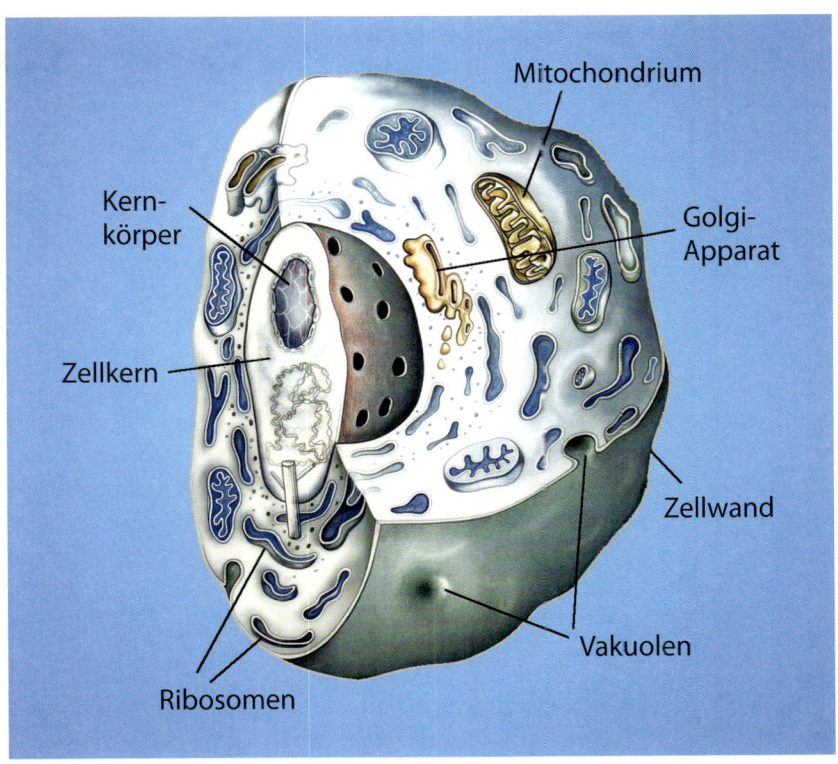

Mitochondrium

Kern-
körper

Golgi-
Apparat

Zellkern

Zellwand

Zellwand

Vakuolen

Ribosomen

Die menschliche Zelle

Konkret sieht das in der Zelle so aus: Als Erstes greifen Radikale die Zellhülle von außen an. Dadurch verlieren die Zellmembranen die Fähigkeit, aktiv Stoffe von außen ins Zellinnere zu bringen. Auch der umgekehrte Weg funktioniert nicht mehr. Schadstoffe können nicht mehr aus der Zelle heraustransportiert werden. Haben freie Radikale erst einmal die Zellmembran löchrig geschossen, können sie ungehindert ins Zellinnere vordringen. Im Zellkern ist unsere Erbmasse gespeichert. Gleichsam das Softwareprogramm um neue, gesunde Zellen zu bilden. Wird die DNA durch freie Radikale geschädigt, kann es zu bösartigen Zellwucherungen kommen. Dem Krebswachstum sind Tür und Tor geöffnet. Forscher gehen davon aus, dass die DNS jeder einzelnen Körperzelle pro Tag 10.000 Mal mit freien Radikalen bombardiert wird. Viele Naturärzte empfehlen daher vorbeugend und therapiebegleitend bei Krebs und anderen Mitochondriopathien Antioxidantien wie Selen, Zink, Q10, OPC, Resveratrol, Astaxanthin usw.

Astaxanthin schützt Ihr Gehirn

Freie Radikale haben ein besonderes Angriffsziel: Fette im Gehirn, im Nervensystem und im Blut. Blutfette werden durch den Angriff von freien Radikalen ranzig und kleben an den Arterien fest. So entsteht die gefürchtete Arterienverkalkung (Artheriosklerose). Herzinfarkt und Schlaganfall können die Spätfolge sein. Die Ergebnisse großer Studien zeigen, dass Herz-Kreislauf-Erkrankungen, Diabetes, grauer Star, entzündliche Erkrankungen und Krebs mit zu niedrigen Werten von Antioxidantien im Blut in Beziehung stehen. Wenn ausreichende Mengen Antioxidantien im Körper vorhanden sind, treten diese Erkrankungen um rund 40 Prozent seltener auf. Allein durch die bessere Versorgung mit Radikalfängern könnten im Gesundheitswesen jährlich Milliarden eingespart werden.

Astaxanthin ist wohl das stärkste Antioxidans, das wir kennen. Man kann das im direkten Vergleich messen. Bis 1996 ging man davon aus, das Vitamin E der beste Radikalfänger ist, um Gehirnzellen vor Oxidation zu schützen. Der Japaner Shimidzu hat die Fachwelt eines Besseren belehrt. Bei der Neutralisierung von Singulett-Sauerstoff zeigte sich, dass Astaxanthin 550 Mal stärker als Vitamin E war. Auch gegenüber weiteren Carotinoiden wie Zeaxanthin, Lutein und Beta-Carotin ist Astaxanthin weit überlegen. Diese drei Carotinoide werden immer wieder erwähnt, wenn es um die Gesundheit unserer Augen geht. Freie Radikale schädigen die Netzhaut und andere Teile des Auges. Augenerkrankungen wie Makuladegeneration und der graue Star entstehen unter anderem durch Oxidation der Zellen in diesem Bereich. Daher sind Radikalfänger wie Vitamin C, Vitamin E, Zink und die Carotinoide – allen voran das Astaxanthin – auch der beste Schutz für die Erhaltung unserer Sehfähigkeit.

Krebszellen mögen kein Krillöl

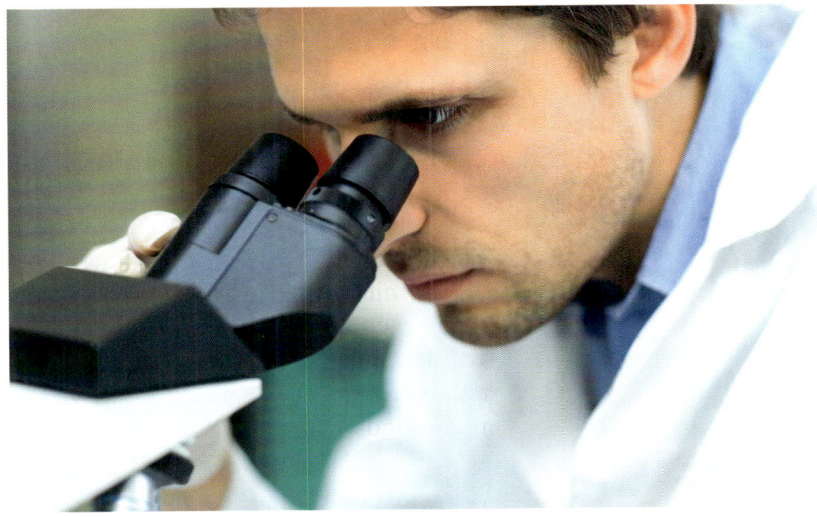

Die Überschrift ist eine Variante des Bestsellers von Prof. Dr. med. Richard Béliveau. Der Originaltitel seines lesenswerten Buches lautet: *Krebszellen mögen keine Himbeeren.* Der Autor erforscht seit Jahrzehnten an der Universität von Toronto die krebshemmende Wirkung von Lebensmitteln. In seinem Buch gibt es u.a. Kapitel über Kohl, Knoblauch, Kurkuma, grünem Tee, Beeren, Soja, Tomaten und Omega 3 Fettsäuren. Er weist vor allem auf die Fettsäuren EPA und DHA hin, die im Krillöl reichlich vorhanden sind. Professor Béliveau schreibt:

„Die positiven Auswirkungen von Omega-3-Fettsäuren beschränken sich nicht nur auf Herz-Kreislauf-Erkrankungen. Immer mehr experimentelle Ergebnisse deuten darauf hin, dass diese Fettsäuren auch in der Krebsprävention eine Rolle spielen können. In einer Reihe von Studien über einen möglichen Zusammenhang zwischen Krebs und dem Verzehr von Fischen, die reich an Omega-3-Fettsäuren sind, wurde eine Verringerung des Er-

krankungsrisikos für Brust-, Prostata- und Darmkrebs beobachtet. Auch Resultate aus Versuchen an Tieren und isolierten Tumorzellen sprechen für eine solche Rolle der Omega-3-Fettsäuren bei der Vorbeugung bestimmter Krebsarten. Während zum Beispiel die Omega-6-Fettsäuren dafür bekannt sind, dass sie im Übermaß Krebs auslösen können, führt bei Laborversuchen mit Ratten die Gabe von Omega-3-Fettsäuren im Futter zu einer umgekehrten Reaktion: Sie hemmen die Entwicklung von Brust-, Darm-, Prostata- und Bauchspeicheldrüsenkrebs und steigern darüber hinaus die Wirksamkeit der Chemotherapie.

Die für diese Schutzwirkung verantwortlichen Mechanismen hängen möglicherweise mit zwei Faktoren zusammen. Zum einen führen sie zu einer Drosselung der Produktion von Entzündungsmolekülen, die das Immunsystem beeinflussen und die Entstehung von Krebs begünstigen. Zum anderen wirken sie direkt auf die Krebszellen, indem sie ihre Fähigkeit, sich dem Tod durch Apoptose zu entziehen, schwächen und die Bildung neuer Blutgefäße verhindern, die für das Zellwachstum lebensnotwendig sind.

Der erhöhte Konsum von Nahrungsmitteln, die reich an Omega-3-Fettsäuren sind, wie etwa Fisch, kann daher nur positive Folgen haben und reduziert deutlich das Risiko einer Krebserkrankung - besonders wenn er auf Kosten gesättigter tierischer Fette wie etwa im roten Fleisch geht.
Eine Veränderung der Essgewohnheiten zugunsten einer deutlichen Steigerung des Verzehrs von Omega-3-Fettsäuren und einer Verringerung der Zufuhr von Omega-6-Fettsäuren ist also ohne jeden Zweifel ein geeignetes Mittel, um sich vor Krebs zu schützen."

Der letzte Satz von Prof. Béliveau ist so wichtig, dass er in jeder Arztpraxis als Plakat hängen sollte. Zumal Sie auch vielen anderen Krankheiten vorbeugen, wenn Sie weniger Omega-6- und mehr Omega-3-Fette in Ihre tägliche Ernährung integrieren.

Die Krebsrate steigt von Jahr zu Jahr. Bisher noch auf Platz zwei der Todesursachen, doch schon in wenigen Jahren wird die gefürchtete Krankheit auf Platz eins in der traurigen Statistik stehen. Durch eine hochwertige Ernährung, regelmäßige Entgiftung und Seelenhygiene können Sie das Erkrankungsrisiko erheblich minimieren.

Ölwechsel für
die Herzgesundheit

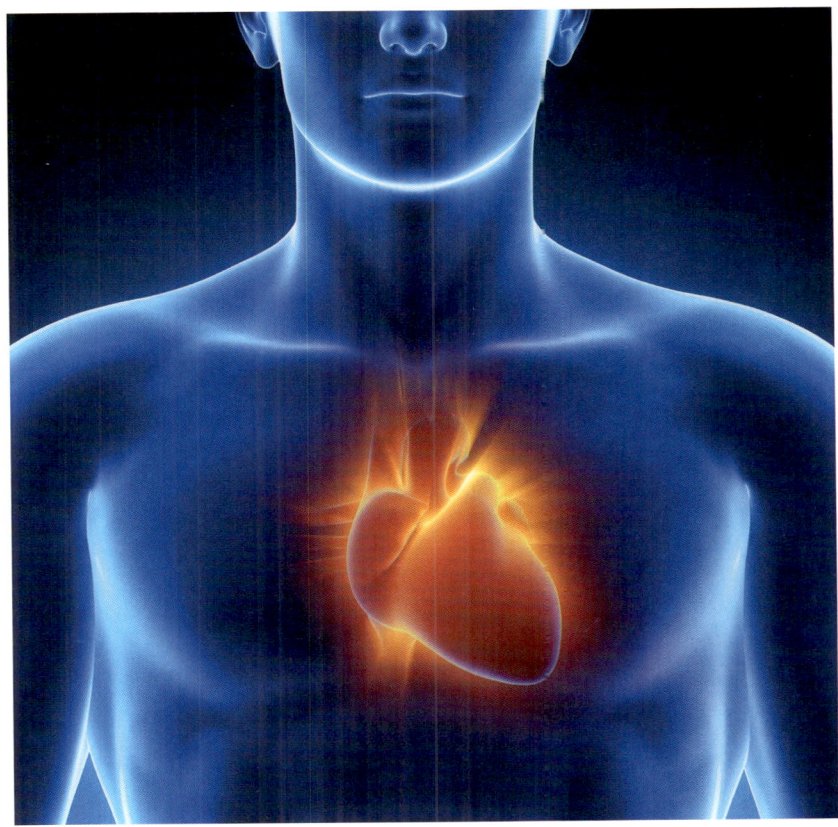

Nach wie vor sterben in der westlichen Welt die meisten Menschen an Herz-Kreislauf-Krankheiten. Jede(r) Zweite, um genau zu sein. Hier drängen sich mehrere Fragen auf: Ist ein hoher Cholesterinspiegel wirklich so schädlich? Sind es tatsächlich gesättigte Fette, die unsere Arterien verstopfen? Gibt es andere Laborwerte, die Risikofaktoren für einen Herzinfarkt aufzeigen? Welche Vitalstoffe sind wichtig fürs Herz?

Viele Menschen meiden tierische Fette, weil sie Angst vor einem hohen Cholesterinspiegel haben. 100 Millionen Menschen weltweit nehmen täglich cholesterinsenkende Medikamente.

Wenn Sie dazu gehören, dann sollten Sie im Anschluss an dieses Buch den Gesundheitsratgeber von Prof. Dr. med. Walter Hartenbach kaufen. Der Titel sagt alles: *Die Cholesterinlüge.* Nachdem Sie das Buch von Prof. Hartenbach gelesen haben, schenken Sie es am besten Ihrem Doktor, der Ihnen den Cholesterinsenker verschrieben hat. Damit er mit dem Unfug aufhört. In den allermeisten Fällen ist eine Cholesterinsenkung unnötig, ja sogar schädlich.

Die Kernaussagen von Prof. Hartenbach:

1. Cholesterin an sich hat keinen Einfluss auf die Entwicklung einer Arteriosklerose oder eines Herzinfarktes (lediglich oxidiertes LDL-Cholesterin / Anmerkung des Autors).

2. Hohe Cholesterinwerte sind verbunden mit hoher Lebenserwartung und geringer Krebshäufigkeit.

3. Eine Senkung des Cholesterinspiegels mit Medikamenten ist verbunden mit zahlreichen Todesfällen und vermehrtem Auftreten von Krebsentwicklungen.

4. Cholesterin ist lebensnotwendig!

Herzinfarkt und Krebs durch Cholesterinsenker

Eine finnische Studie mit mehr als 2.000 Teilnehmern zeigt, dass Patienten die Cholesterinsenker nehmen, eine dreimal höhere Herzinfarktrate hatten im Vergleich zur unbehandelten Gruppe.

Warum werden aber nach wie vor häufig solche Statine verschrieben? Mal vorsichtig gefragt: Könnte es vielleicht daran liegen, dass die Pharmaindustrie weltweit 400 Milliarden Dollar pro Jahr damit umsetzt?

Damit Ihr Herz gesund bleibt, sollten Sie mit Ihrer Ernährung täglich folgende Vitalstoffe aufnehmen: Magnesium, Kalzium, Kalium, Vitamin C, die B-Vitamine und das Co-Enzym Q10 (auch Herzvitamin genannt).

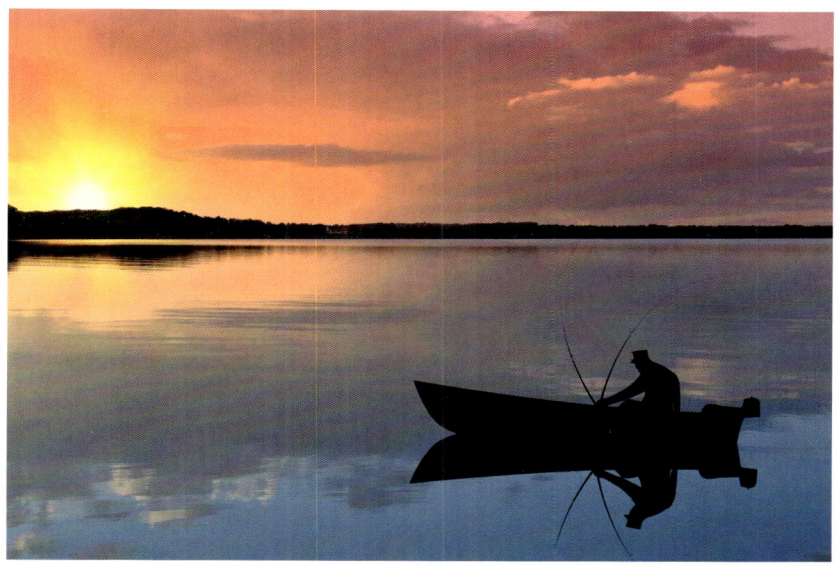

Grüne Lebensmittel wie Algen, Graspulver und Wildkräuter sind gute Lieferanten für Mineralstoffe und Spurenelemente.

Natürlich dürfen auch die essentiellen Omega-3-Fette nicht fehlen. Das „Grönland-Paradox" ist Ihnen ja schon bekannt. Obwohl sich die Eskimos (Inuit) sehr fettreich ernähren, sind Herzinfarkt und Schlaganfall dort nahezu unbekannt. Die Arterien älterer Inuit sind vergleichsweise frei von Verkalkungen und elastisch wie bei jungen Menschen. Es macht einen Unterschied, ob das Fett aus einem Schweinebraten oder von Kaltwasserfischen kommt.

Omega-3-reiches Krillöl macht die Arterien immun gegen Ablagerungen. Die wirklichen Ursachen von Arteriosklerose sind: Nikotingenuss, Übergewicht, Bluthochdruck, Gicht, Diabetes, chronischer Stress und chronische Entzündungen. Übergewicht und Bluthochdruck gehen oft Hand in Hand. Wird das Blut mit einem erhöhten Druck durch die Adern gepumpt, entstehen Einrisse an der Innenwand. Vor allem, wenn Sie zu wenig Vitamin C über die Ernährung aufnehmen. Vitamin C macht die Blutgefäße und das Bindegewebe stabil. Auch OPC, das aus

Weintrauben gewonnen wird, ist ein wichtiger Schutz für die Blutgefäße. Zum Thema Übergewicht schreibt Prof. Hartenbach: „*Die Ursache der Fettsucht besteht nicht in einer fettreichen Ernährung, sondern in erster Linie in einer übermäßigen Zufuhr von Kohlenhydraten. Eine anhaltende übermäßige Ernährung mit Kohlenhydraten wie Brot, Kartoffeln, Mehlspeisen, Teigwaren und Süßigkeiten bewirkt unweigerlich Fettsucht, da der überwiegende Teil der Kohlenhydrate in Fett umgewandelt wird. Kohlenhydrate werden zwar als Energielieferanten (Glukose) benötigt, damit wir unsere geistigen und körperlichen Leistungen vollbringen können, aber nur in einer der jeweiligen Leistung gemessenen Größenordnung. Bei größerer Zufuhr ohne anschließende körperliche Belastung wird fast die gesamte Menge an zugeführten Kohlenhydraten in Fett umgewandelt und in die Fettdepots eingelagert.*"

Mehr Omega 3, dafür weniger Omega 6

Welche Fette sind letztlich gut für unser Herz und unsere Gefäße? Hier ist die Studienlage der letzten Jahrzehnte eindeutig:

- Gesättigte Fette, wie sie zum Beispiel im Kokosöl vorkommen, schaden den Gefäßen in keinster Weise.

- Butter ist besser als Margarine. Das klingt für viele immer noch revolutionär, doch fünf epidemiologische Studien in den Jahren 1994/1995 kamen eindeutig zu diesem Ergebnis. Mit großer Wahrscheinlichkeit sind es die Transfettsäuren in der Margarine und der hohe Gehalt an Omega-6-Fettsäuren, die für das schlechte Abschneiden verantwortlich sind.

Selbst die DGE (Deutsche Gesellschaft für Ernährung) fand eine überzeugende Datenlage für einen Schutzeffekt von Herz und Gefäßen durch eine vermehrte Zufuhr von Omega-3. Hier sind speziell die langkettigen, mehrfach ungesättigten aus der Omega-3-Familie gemeint. Sie kennen die Bezeichnung mittlerweile: *EPA* und *DHA*.

Selbst in klinischen Studien an Patienten mit schon bestehenden Herz-Kreislauf-Erkrankungen schützen *EPA* und *DHA*. Bei Patienten, die für mindestens ein Jahr Supplemente einnehmen, verminderte sich das

Herzinfarktrisiko um 13 Prozent. Je größer vorher das Defizit war, desto markanter zeigte sich der Schutzeffekt.

EPA und *DHA* senken auch erhöhte Triglyceridwerte im Blut. Das verbessert ebenfalls die Situation für das Herz und die Gefäße.

Die langkettigen Fettsäuren aus dem Krillöl wirken darüber hinaus auf natürliche Weise positiv auf die fließeigenschaften des Blutes aus. Dadurch sinkt das Risiko für Thrombosen. Dazu kommt noch der entzündungshemmende Effekt von *EPA* und *DHA*. Es liegen deutliche Hinweise dafür vor, dass Mikro-Entzündungen in den Gefäßen die Hauptursache für Arteriosklerose sind. Pathogene Keime wie etwa Borrelien und Chlamydien können chronische Entzündungen in den Arterien und Venen hervorrufen. Durch ein Übermaß an Omega-6 (Sonnenblumenöl etc.) wird der Entzündungsherd noch angefacht.

Wenn Fette im Körper in oxidativer Form vorliegen, kommt es zur gefürchteten Plaquebildung. Antioxidantien im Krillöl verhindern dagegen die Oxidation von Fetten.

Das Kapitel über die Herzgesundheit verdeutlicht, dass Krillöl in mehrfacher Hinsicht wie ein Heilmittel im Sinne von Hippokrates wirkt (Eure Lebensmittel sollen Eure Heilmittel sein).

Krillöl für die Herzgesundheit

- Vermindert die Klebrigkeit von Blutplättchen
- Kann zur Senkung des Blutdrucks beitragen
- Verhindert Entzündungen in den Arterien
- Wirkt als natürlicher Blutverdünner
- Verbessert die Durchblutung
- Senkt den Triglyceridspiegel
- Beugt Thrombosen vor

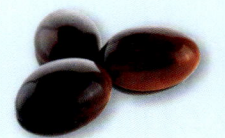

Der Omega-3-Index

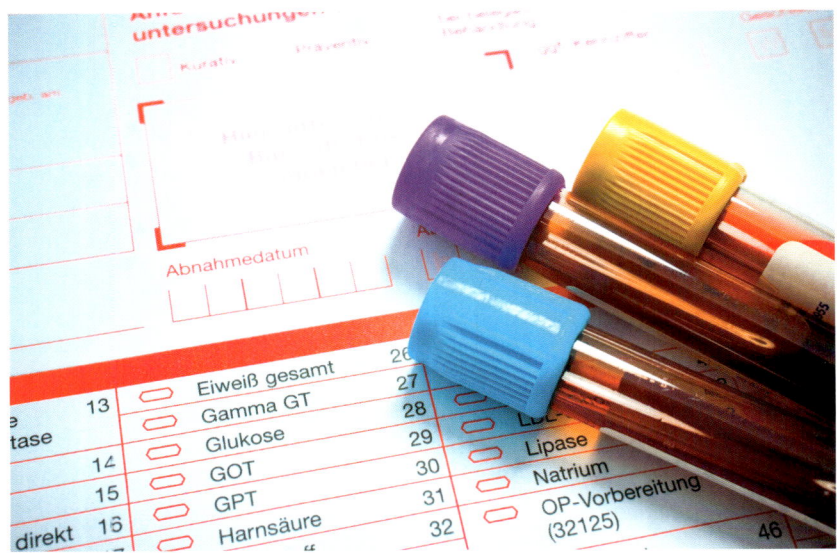

Der Begriff *Index* kommt aus dem Lateinischen und bedeutet *Anzeige*. Bei einem großen Blutbild lässt Ihr Arzt bestimmte Blutwerte bestimmen, um über Ihren Gesundheitszustand mehr Informationen zu bekommen. Leider gehört der HS-Omega-3-Index standardmäßig noch nicht zu den Routineuntersuchungen. Er gibt u.a. den Prozentsatz an, wie gut ein Mensch mit den Omega-3-Fettsäuren EPA und DHA versorgt ist. Ein Zielwert zwischen 8 und 11 Prozent ist wünschenswert. Die Höhe des HS-Omega-3-Index (HS= High Sensitivity) ist von Person zu Person unterschiedlich und hängt nicht nur von der Ernährung ab, sondern auch von Genen, Körpervolumen und anderen Faktoren.

Gemessen wird der HS-Omega-3-Index in den roten Blutzellen (Erythrozyten), nicht im Vollblut. Da die Lebensdauer der roten Blutkörperchen 120 Tage beträgt, handelt es sich um einen Langzeitwert. Der Wert wird nicht verfälscht durch das, was Sie am Vortag der Untersuchung gegessen haben. Man kennt das in ähnlicher Weise vom Langzeit-Zucker-Wert, der von den Laboren mit HbA1c bezeichnet wird.

Entwickelt wurde der HS-Omega-3-Index von W.S. Harris und Prof. Dr. Clemens von Schacky. Letzterer ist Leiter der präventiven Kardiologie an der Universität München LMU. In Fachkreisen wird der renommierte Experte unmittelbar mit dem Thema Omega-3-Fettsäuren in Verbindung gebracht.

„Der HS-Omega-3-Index – das neue Cholesterin?", fragte Bernadine Healy, die ehemalige Direktorin des *National Institutes of Health* (USA), bereits 2008. Vier Jahre vorher wurde bekannt, dass der HS-Omega-3-Index mit dem Gehalt an diesen Fettsäuren im Herzen korreliert. Wenig EPA und DHA in den roten Blutzellen bedeutet gleichzeitig wenig in den Herzmuskelzellen. Das erhöht das Risiko für koronare Herzkrankheiten. Ein guter Wert sollte zwischen 8 und 11 Prozent liegen. In Ländern wie Japan oder Korea ist das die Norm. Menschen, die bisher über die Ernährung sehr wenig Omega-3-Fette aufgenommen haben, weisen schlechte Werte von rund 2 bis 3 Prozent auf. Mit zwei Gramm Krillöl (4 Kapseln) kann der Wert innerhalb von 8 Wochen von 2 Prozent auf 4,6 Prozent angehoben werden. Das sieht auf den ersten Blick nicht weltbewegend aus. Doch immerhin sinkt dadurch das Risiko für einen plötzlichen Herztod um 60 Prozent (Albert 2002). Steigt der HS-Omega-3-Index nach drei bis vier Monaten in den Zielbereich von 8 bis 11 Prozent, dann sinkt die Wahrscheinlichkeit für den plötzlichen Herztod sogar um 90 Prozent. Auch hier schneidet im direkten Vergleich Krillöl besser ab, als Fischöl. Man kann durchaus das Öl der kleinen Garnelenart bezogen auf den Herzinfarkt als *Lebensversicherung* bezeichnen.

Auch für werdende Mütter ist es empfehlenswert den HS-Omega-3-Index überprüfen zu lassen. Da der Fetus vor allem im letzten Schwangerschaftsdrittel erhebliche Mengen DHA benötigt, besteht die Gefahr, dass die Mutter mit einem niedrigen HS-Omega-3-Index nach der Entbindung eine Schwangerschaftsdepression entwickelt.

Auch mit anderen Leiden wird ein niedriger Omega-3-Index in Verbindung gebracht. Dazu gehören: Depressionen, ADHS, PMS, Demenz, Osteoporose, chronische Polyarthritis und Asthma.

Leider gibt es bisher nur ein Labor in Europa, das den HS-Omega-3-Index nach einem standardisierten Verfahren in den Erythrozyten misst. Beim Test werden die wichtigsten 26 Fettsäuren analysiert, inklusive der Transfettsäuren, Omega-6, Omega-9 etc.

Der Test kostet rund 60,- € und wird nur von den meisten privaten Krankenkassen bezahlt. Es ist wie so oft – sinnvolle Diagnose- und Therapiemethoden werden von den gesetzlichen Krankenkassen nicht vergütet. Wenn sie über Ihren Hausarzt eine Blutprobe in das Labor senden möchten sollte er sich zuvor über die Website: www.omegametrix.eu informieren.

Die vollständige Anschrift des Labors:
Omegametrix GmbH
Am Klopferspitz 19
82152 Martinsried
Tel.: 089/ 55063 007

Omega 3 für Sportler

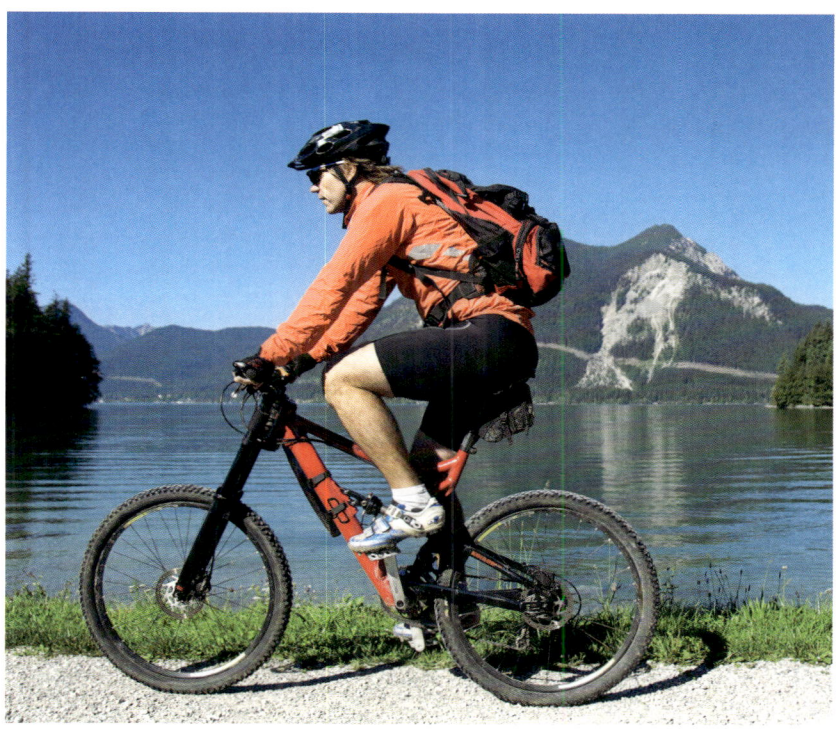

Eine weitere Personengruppe, die sehr von einer erhöhten Zufuhr von Omega-3-Fettsäuren profitiert, sind Sportler. Einer der Hauptgründe ist der stark entzündungshemmende Effekt, der mehrfach ungesättigten Fette.

Entzündungen im Bereich der Gelenke sind lästig - besonders für Sportler. Im schlimmsten Fall können die Betroffenen gar nicht mehr trainieren, geschweige denn an Wettkämpfen teilnehmen. Bei intensiver sportlicher Betätigung schüttet der Körper vermehrt entzündungsfördernde Botenstoffe aus, die Muskeln, Bänder, Sehnen und Gelenke reizen. Isst der Sportler dann noch viel Fleisch, wird durch die entzündungsfördernde Arachidonsäure das Problem noch verschlimmert.

Basische Bäder, basische Ernährung und Omega-3-Fette sind hier die beste Strategie, um schnell wieder fit zu werden. Zwei Kapseln Krillöl pro Tag sind allerdings nicht ausreichend. Als Basis zur Versorgung mit essentiellen Fetten sollte ein gutes hochwertiges, pflanzliches Omega-3-Öl dienen. Sportler sollten dieses Öl nicht als Nahrungsergänzung betrachten, sondern als integralen, lebensnotwendigen Bestandteil der täglichen Ernährung.

Bessere Regeneration und mehr Ausdauer

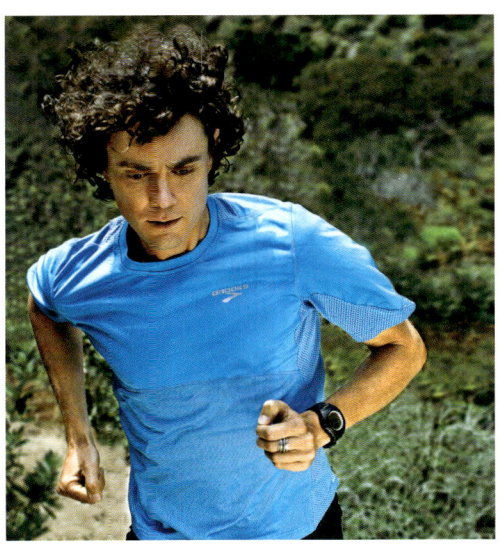

Scott Jurek

Eine Ölmischung, die bei Sportlern weltweit sehr beliebt ist, ist Omega-3-Plus von Dr. Udo Erasmus. Der bekannte Ultramarathonläufer Scott Jurek verwendet es seit vielen Jahren. Ultramarathon ist im wahrsten Sinne des Wortes Extremsport. Man läuft Distanzen von bis zu 267 Kilometer ohne Pause. Ein einfacher Marathonlauf von nur 42 Kilometer ist für Scott Jurek eher eine Unterforderung. Er hat sieben Mal das Western- States-Rennen über 161 Kilometer gewonnen. Zwei Mal das Badwater-Rennen von 217 Kilometer und er ist amerikanischer Rekordhalter im 24-Stunden-Rennen über 267 Kilometer.

Über Omega-3-Plus sagt er: „Das Öl von Dr. Erasmus hat mich auf ein anderes Level gebracht. Meine Regenerationszeit habe ich um ein Drittel reduziert. Ich fühle mich stärker und laufe länger." Andere Sportler haben ähnliche Erfahrungen gemacht. Auf der Website: *www.oil-your-machine.com* kann man diese im Detail lesen.

Dort wird auch über die dänische Fitness-Studie mit 41 Sportlern berichtet. Die Teilnehmer nahmen für acht Wochen Omega-3-Plus, ohne ihre bisherige Ernährung zu ändern. Die Tagesdosis lag dabei zwischen einem halben und einem Esslöffel pro 25 Kilo Körpergewicht. Die Testpersonen nahmen für acht Wochen die Ölmischung von Dr. Erasmus ein, ohne ihre bisherige Ernährung zu ändern. Die Ergebnisse der Studie sind beeindruckend: 62 Prozent der Teilnehmer erholten sich nach dem Training schneller. Bei sportlicher Anstrengung schüttet der Körper vermehrt entzündungsfördernde Substanzen aus. Weil Omega-3-Fettsäuren entzündungshemmend wirken, fühlen sich die Sportler entsprechend fitter. 26 Prozent der Probanden bemerkten darüber hinaus, wie ihre Entzündungen in den Gelenken zurückgingen.

Und noch einen wesentlichen Effekt belegt die dänische Studie: Bei mehr als der Hälfte der Sportler (57 Prozent) verbesserte sich die Ausdauer und Widerstandsfähigkeit. Der Grund dafür liegt in der besseren Sauerstoffverwertung. Die Teilnehmer konnten mehr Sauerstoff aufnehmen und ihn zugleich entsprechend effizienter verarbeiten. Dadurch wurde ihr Körper (inklusive dem Gehirn) besser mit Sauerstoff versorgt. Darüber hinaus verloren 21 Prozent der Testpersonen an Gewicht, als sie die Ölmischung einnahmen. Hintergrund dessen ist, dass Omega-3-Fettsäuren Gene aktivieren, die die Fettverbrennung ankurbeln. Außerdem steigert der Körper die Produktion der Wachstumshormone, was zu mehr Muskelmasse führt. Und je mehr Muskeln vorhanden sind, desto mehr Fett wird verbrannt.

Bessere Sauerstoffverwertung durch Omega-3-Fettsäuren

Jede unserer 70 bis 100 Billionen Körperzellen benötigt mehrfach ungesättigte Fettsäuren. Diese sind unter anderem elementarer Bestandteil von Zellmembranen. Sie halten die Zellmembran flexibel. Nur so können Nährstoffe und Sauerstoff optimal in die Zelle aufgenommen und werden. Auch der Abtransport von CO_2 und Stoffwechselrückständen funktioniert besser, wenn in der Zellwand Omega-3-Fette eingelagert sind. Fehlen die mehrfach ungesättigten Fettsäuren, verlieren die Zellen an Geschmeidigkeit und ihre Funktions- und Reaktionsbereitschaft nimmt ab.

Beim Thema Atmung denken wir primär an unsere Lungen. Entscheidender für die Leistungsfähigkeit und Gesundheit ist jedoch die innere Atmung. Die findet in den Zellen, genauer gesagt in den Mitochondrien statt. Dort werden Nährstoffe mit Hilfe von Sauerstoff in Energie umgewandelt. Kommt nicht genügend Sauerstoff in der Zelle an, stellt diese den Energiestoffwechsel um auf den sogenannten Gärungsstoffwechsel, der auch ohne Sauerstoff abläuft. Allerdings mit erheblichen Einbußen. Fehlt Sauerstoff in der Zelle, werden aus einem Glukosemolekül nur zwei Moleküle ATP (unsere „Energiewährung") gewonnen. Ist ausreichend Sauerstoff im Inneren der Zelle vorhanden, synthetisieren die Mitochondrien aus einem einzigen Glukosemolekül die 26-fache Menge an Energie.

Sehr bedeutend ist die Tatsache, dass mehrfach ungesättigte Fettsäuren negativ aufgeladen sind. Sie haben das Bestreben sich an schwefelhaltige Eiweißmoleküle anzulagern, die elektrisch positiv aufgeladen sind. Es besteht eine starke Anziehungskraft zwischen gutem Fett und gutem Eiweiß. So entstehen Lipoproteine (Lipos = Fett, Protein = Eiweiß). Sie sind Baustoff für gesunde Zellmembranen, Hormone, Enzyme und weiteres mehr. Eine gute Kombination in der Ernährung für Sportler ist daher die Öl-Eiweiß-Kost. Man verrührt dafür drei bis vier Eßlöffel Quark mit zwei Eßlöffel Omega-3-Plus. Fügt man noch Früchte hinzu, hat man ein perfektes Frühstück, mit Kräutern haben Sie einen leckeren Brotaufstrich oder Dip.

Bei all den positiven Eigenschaften wird klar, warum zum Beispiel in *Runner's World*, dem bekannten Sportmagazin für Läufer, Omega-3-Fettsäuren längst zu den wichtigsten Nahrungsstoffen zählen.

Inzwischen schwören etliche Spitzensportler wie etwa Radfahrer Antony Galvan, Kraftsportler Jon Anderson oder der Highliner Dean Potter auf die Ölmischung von Udo Erasmus. Selbstverständlich profitieren auch Hobbysportler von der positiven Wirkung der Omega-3-Fettsäuren.

Krillöl contra oxidativen Stress

Die Energieproduktion in den Mitochondrien hat zwangsläufig auch die Bildung von aggressiven Sauerstoff- und Stickstoffradikalen zur Folge. Unter normalen Bedingungen werden zwei bis fünf Prozent des aufgenommenen Sauerstoffs in den Mitochondrien nicht zu Wasser, sondern zu Superoxid-Radikalen umgewandelt.

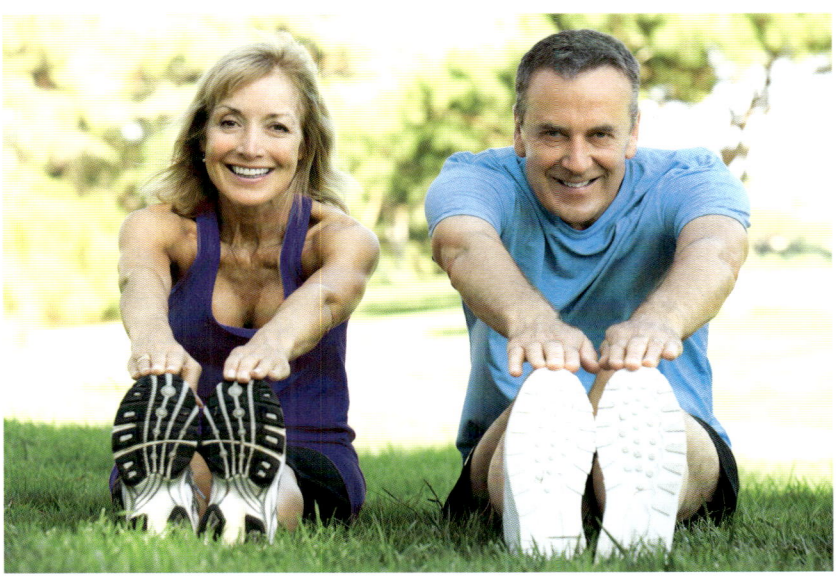

Regelmäßiges, moderates Training stärkt die köpereigenen antioxidativen Schutzmechanismen. Beim Leistungssport kommt es jedoch aufgrund des gesteigerten Sauerstoffumsatzes zu einer messbaren erhöhten Belastung des Organismus mit freien Radikalen.

In einer Studie mit 29 Sportstudenten führte eine 50-minütige Belastung auf dem Ruderergometer zu einem signifikanten Anstieg der Lipidperoxidation. Anders ausgedrückt: zu einer Oxidation der ungesättigten Fette. Auch die antioxidative Kapazität hat nach einer knappen Stunde Training abgenommen. Die Studie wurde im Jahr 2005 in der deutschen Zeitung für Sportmedizin veröffentlicht. Prinzipiell kann man sagen: Je härter das Training oder der Wettkampf, desto höher der Bedarf an Antioxidantien. Hier sind besonders Radikalfänger wichtig, die fetthaltige Strukturen wie Zellmembranen und Mitochondrien schützen können. Dazu gehören: *Co Enzym Q10, OPC, Alpha-Liponsäure und Vitamin E.* Beim *Vitamin E* sollte man nicht das preiswert herzustellende Alpha-Tocopherol kaufen.

Es gibt acht verschiedene Tocopherole und Tocotrienole. Je mehr in einem Lebens- oder Nahrungsergänzungsmittel vorhanden sind desto besser. Aus dem Lebensmittelbereich ist hier das rote Palmöl zu empfehlen, dass alle acht Arten von Vitamin E enthält. Ein ausgezeichnetes Nahrungsergänzungsmittel ist *Life security.* Es ist flüssig und wird aus Gemüse, Obst, Beeren und Kräutern gewonnen. Eine Tagesportion deckt den Bedarf an Vitaminen, Mineralstoffen und Spurenelementen zu 100 Prozent.

Was den Schutz der fetthaltigen Zellen im Körper betrifft, ist jedoch Krillöl einzigartig. Das von Natur aus enthaltene Caritonoid Astaxanthin kann mühelos Zellschranken überwinden. Das betrifft die Blut-Retina- (Netzhaut) und die Blut-Hirn-Schranke.

Da bei den allermeisten Sportarten Konzentrations- und Reaktionsvermögen entscheidend sind, wird eine Ergänzung der täglichen Ernährung mit Krillöl Sportlern entscheidende Vorteile bringen. Die Gehirnfettsäure DHA ist, wie in vorherigen Kapiteln ausführlich beschrieben, für die Impulsübertragung an den Synapsen unverzichtbar.

Ketogene Ernährung für Ausdauersportler

Jahrzehntelang standen Kohlenhydrate mengenmäßig an oberster Stelle der Sportlererernährung. Die berühmte Nudelparty vor einem Marathonlauf ist hinreichend bekannt. Momentan ist bei Ausdauersportlern der Trend zu einer fett- und eiweißreichen Ernährung deutlich erkennbar. Steinzeitkost, Low-Carb-Diät, Logi-Kost, Atkins-Diät und South-Beach-Diät sind verschiedene Bezeichnungen für die kohlenhydratreduzierte Kost. Bei diesen Diäten ist die Gewichtsreduktion ein angenehmer Nebeneffekt. Primär geht es um mehr Ausdauer und um eine erhöhte Leistungsfähigkeit.

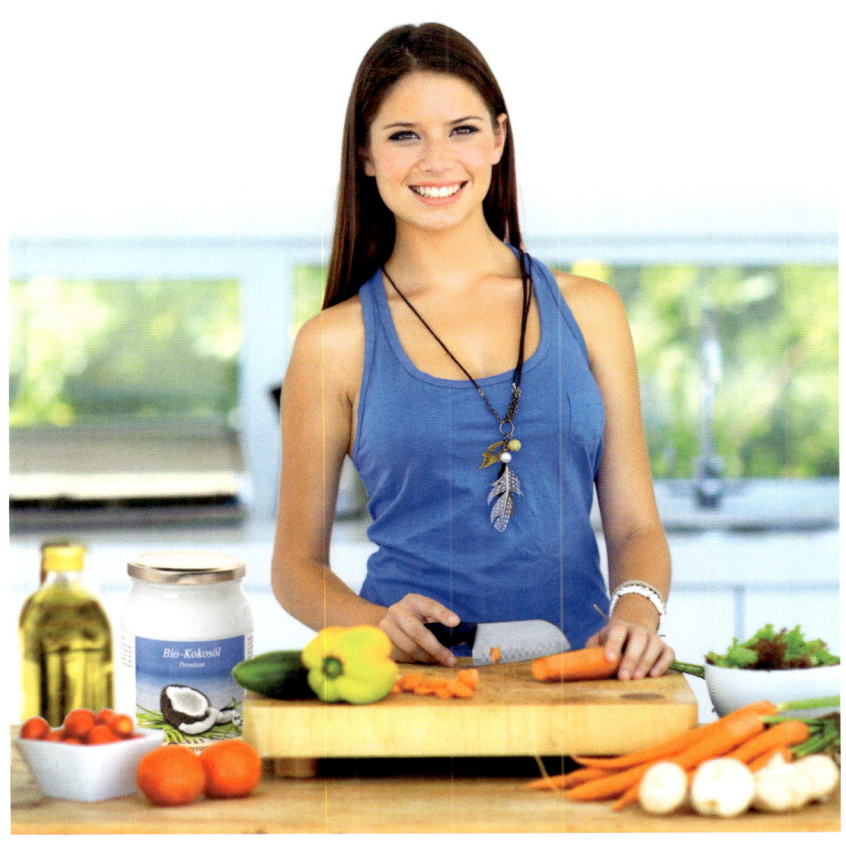

Ausdauersportler wissen, wie wichtig ein effektiver Fettstoffwechsel ist. Je höher der Fettanteil an der Energiegewinnung während des Sports ist, desto weniger Energie aus Kohlenhydraten und Eiweiß muss dem Körper zugeführt werden. Im Ausdauersport ist dies bei Wettkämpfen möglicherweise der entscheidende Aspekt. Unser Verdauungssystem funktioniert unter Belastung nur eingeschränkt. Wenn wir aktiv sind, ist unser sympathisches Nervensystem dominant. Der Verdauungsvorgang funktioniert am besten, wenn der Parasympathikus die Oberhand hat. Je höher die Kohlenhydratmenge unmittelbar vor oder während dem Wettkampf, desto größer das Risiko für Magen-Darm-Probleme. Ein

Sportler, der schneller auf die Reserven in den Fettdepots zurückgreifen kann, ist jenen gegenüber im Vorteil, die unterwegs quasi einen Boxenstopp zum Nachtanken einlegen müssen.

Bei einer herkömmlichen Ernährung wird rund die Hälfte der notwendigen Energie aus Kohlenhydraten gewonnen. Mit Hilfe der ketogenen Diät wird der Fettanteil an der Energiegewinnung auf nahezu 75 bis 100 Prozent erhöht. Die Bereitstellung der Energie wird ökonomischer. Die Bezeichnung ketogen bezieht sich auf die sogenannten Ketone. Das sind Zwischenprodukte auf dem Weg vom Fett zur Energie. Ketone sind einfach ausgedrückt ein Supertreibstoff. Die Umstellung von kohlenhydrat- auf fettreiche Ernährung funktioniert nicht von heute auf morgen. In den ersten Tagen einer ketogenen Ernährung kann sich das Gefühl der Müdigkeit und Antriebslosigkeit breit machen.

Unser Gehirn war jahrzehntelang daran gewöhnt, die Energie aus Glukose (kurzkettigem Zucker) zu gewinnen. Sobald die erste Phase der Umstellung überwunden ist, kommen jedoch die Vorteile der fettreichen Ernährung zum Tragen. Es gibt keine Schwankungen im Blutzuckerspiegel mehr. Das übliche Auf und Ab im Tagesverlauf entfällt. Heißhunger gehört der Vergangenheit an. Auch bei längeren Essenspausen hat man immer genügend Energie zur Verfügung. Die Ernährung ist trotzdem noch abwechslungsreich.

Gemüse, Milchprodukte, Nüsse, Eier, Hülsenfrüchte, Fisch und Fleisch gehören zum Repertoire. Herkömmliches Getreide wird durch eiweißreiche Sorten wie Quinoa und Amaranth ersetzt. Auch bei Fetten ist Abwechslung Trumpf. Olivenöl hat als einfach ungesättigte Omega-9 Fettsäure den Vorteil, dass es nicht zur Oxidation neigt. Das trifft ebenso auf Kokosöl zu. Es darf nicht mit anderen gesättigten Fetten wie Butter oder Schmalz gleichgestellt werden. Kokosöl enthält primär mittelkettige Fettsäuren (MCT), die vom Körper fast zu 100 Prozent im Energiestoffwechsel verbrannt werden. Für Sportler ideal.

Natürlich dürfen auch die essentiellen Omega-3- und Omega-6-Fette nicht fehlen. Lediglich in Wettkämpfen mit Distanzen über 20 Kilometer ist es sinnvoll, Kohlenhydrate als schnellen Energielieferanten zusätzlich zu nutzen.

PMS – Wenn die Tage vor den „Tagen" zur Qual werden

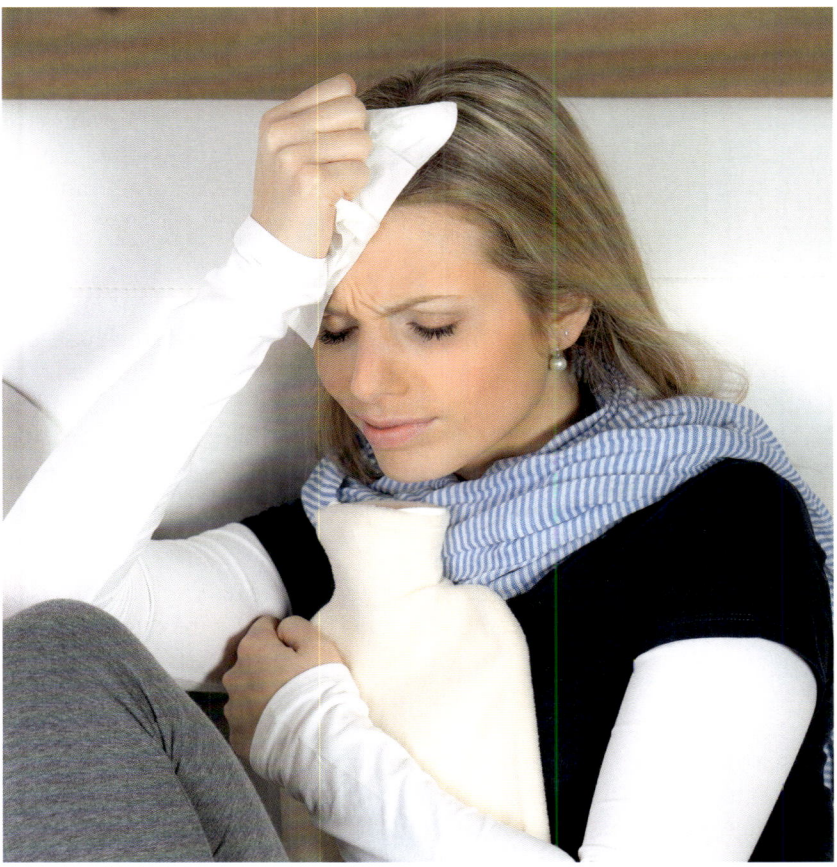

Nahezu jede Frau hat schon einmal erlebt, dass die Tage vor der Monatsblutung sehr unangenehm waren. Wenn das hormonelle Gleichgewicht aus den Fugen gerät, fühlen sie sich unruhig, genervt, traurig, niedergeschlagen bis deprimiert. Hinzu kommen körperliche Beschwerden wie

Rücken- oder Brustschmerzen sowie Verdauungsprobleme oder Wassereinlagerungen in den Beinen. Das prämenstruelle Syndrom (PMS) ist nicht gefährlich, jedoch sehr lästig. Etwa jede fünfte Frau leidet regelmäßig unter PMS. Stress verschlimmert die Symptomatik.

Ärzte verschreiben je nach Beschwerdebild Schmerz- oder Entwässerungsmittel, Antidepressiva oder Hormone. Da bei PMS zumeist ein Östrogenüberschuss vorliegt, kann auf natürliche Weise die wilde Yamswurzel helfen. Sie ist in der Lage den Progesterongehalt anzuheben. Wild Yam, so die englische Bezeichnung, bekommt man als Gel oder in Kapselform.

Parallel dazu sollten Frauen die an PMS leiden, den Omega-3-Anteil in der Ernährung erhöhen. Schon seit 1990 ist bekannt, dass Nachtkerzenöl helfen kann. In einer neueren Studie wurde Krillöl direkt mit Fischöl verglichen. Teilnehmerinnen waren 70 Frauen, die an PMS und Dysmenorrhö (schmerzhafte Periode) litten. Die Studie war randomisiert und doppelblind. Die beiden Gruppen erhielten entweder je zwei Gramm Krill- oder zwei Gramm Fischöl. Nach 45 und 90 Tagen mussten sie einen Fragebogen ausfüllen. Gefragt wurde nach den üblichen Symptomen wie Brustspannen, Reizbarkeit, Depressionen, Bauchschmerzen und so weiter. Die Gruppe, die Krillöl bekommen hatte, zeigte eine statistisch signifikante Verbesserung der Symptomatik. Sie brauchten deutlich seltener Schmerzmittel, waren weniger gestresst, die Reizbarkeit hatte nachgelassen und die depressive Verstimmung lies nach. Die Ergebnisse waren vielversprechend. Die Forscher fassten das Resultat mit folgenden Worten zusammen: „Krillöl kann die körperlichen und emotionalen Symptome von PMS und Dysmenorrhö wirksamer lindern als Fischöl".

Die Gruppe, die mit Krillöl behandelt wurde, berichtete auch über mehr Energie, Wohlbefinden und Wachsamkeit. Über die Hälfte der Patienten in der Fischöl-Gruppe klagte dagegen über „unangenehmes Aufstoßen".

Phospholipide - Heilsame Fette für Nerven, Gehirn, Darm & Leber

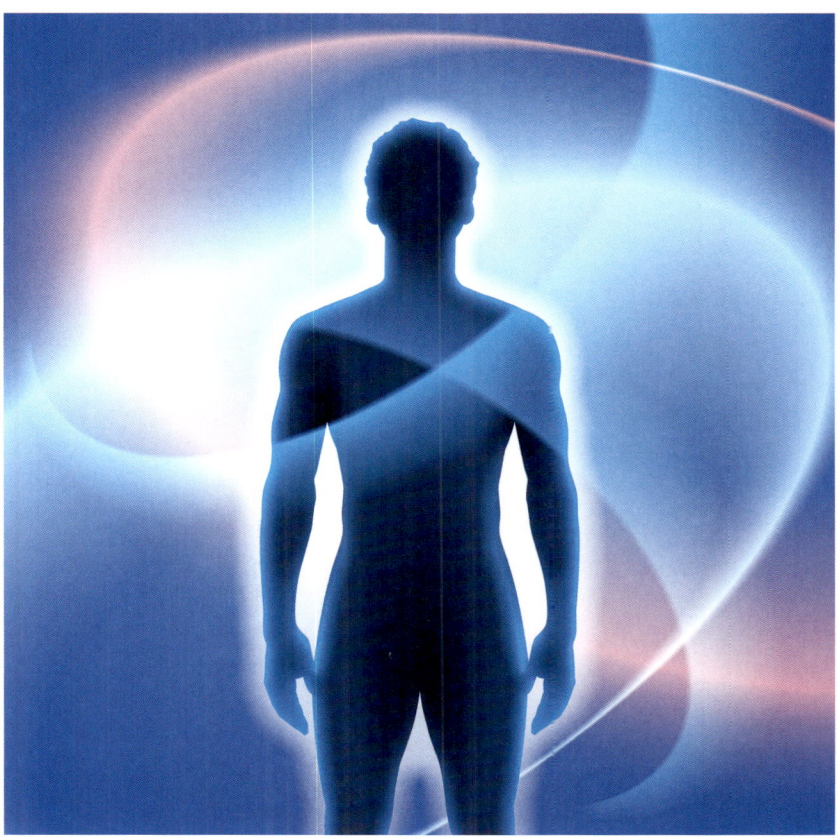

Im Gegensatz zu Fischöl sind die Fettsäuren EPA und DHA nicht an Triclyceride gebunden, sondern im Fall von Krillöl an Phospholipide. Dadurch können sie besser resorbiert werden. Phospholipide an sich sind sehr wertvolle Inhaltstoffe, denn sie sind ein strukturgebundener Teil von Zellmembranen.

Im Krillöl kommt hauptsächlich das Phosphatidylcholin vor. Es ist ein Bestandteil von Lecithin. Lecithin ist sonst in nennenswerten Mengen nur in Eigelb, Sonnenblumenkernen, Nüssen, Soja, Innereien und nicht raffinierten Speiseölen enthalten.

Das Wort Lecithin stammt aus dem Griechischen und bedeutet „Eigelb". Im Jahr 1846 hat man die Nervennahrung im Gelben vom Ei entdeckt. Lecithin ist als natürlicher Emulgator in der Lage, Fette in Millionen winziger Tröpfchen zu verkleinern. Ein Emulgator macht Fette in Wasser löslich. Gleichzeitig erhöht Lecithin die Flexibilität der Zellwände. Der Ionenaustausch und damit der gesamte Stoffwechsel funktioniert besser.

Krillöl verbessert das Denken

Wenn wir denken, dann geben unsere Nervenzellen im Gehirn elektrische Impulse ab. In einer rasanten Geschwindigkeit von 100 Metern pro Sekunde gelangen diese Impulse von einer Nervenleitbahn (Axone) zur nächsten, um dann an dem Ort anzukommen, wo die Impulse in die Tat umgesetzt werden.

Am Anfang jeder Handlung steht immer der Gedanke. Dazu ein Beispiel: Wenn Sie in der Dämmerung lesen, dann denken sie irgendwann: „Damit ich besser lesen kann, sollte ich jetzt das Licht einschalten." Zuerst entsteht der Gedanke, dann werden die nötigen Impulse über das Rückenmark, die Schulter, den Ober- und Unterarm in die Hand gelenkt, die dann den Lichtschalter betätigt.

Die Geschwindigkeit, mit der die Impulse übertragen werden, hängt davon ab, wie gut die Nervenleitbahnen isoliert sind. Die Isolierung der Nerven wird als Myelinschicht bezeichnet. Wenn bei manchen Personen „die Nerven blank liegen", dann ist möglicherweise deren Myelinschicht nicht mehr intakt.

Auch bei neurologischen Erkrankungen wie Multiple Sklerose, Parkinson und Alzheimer ist die Myelinschicht angegriffen. An der Herstellung von Myelin sind Cholin und DHA beteiligt, beides kommt im Krillöl vor. Eine intakte, funktionsfähige Myelinschicht verbessert unsere kognitiven Fähigkeiten. Konzentrationsvermögen, Gedächtnisleistung, Reaktionsvermögen nehmen zu. Wie wichtig eine gute Myelinisierung für unsere Gehirnzellen sind, verdeutlicht ein Zitat von Professor Dr. Heinz Schirp (Universität Münster):

„Warum lernen Mädchen in der Schule leichter und schneller als Jungs? Man weiß, dass Jungs im Schulalter einen geringeren Myelinisierungsgrad ihrer Nervenbahnen (Axone) haben als Mädchen. Myelin ist ein Lipid, das sich um jedes Axon legt und damit die Geschwindigkeit erhöht, mit der Nachrichten in unserem Gehirn übertragen und verarbeitet werden. Eine geringere Myelinisierung bedeutet eben auch geringere Verarbeitungsgeschwindigkeit in den Nervenbahnen.“

Natürlich kann man über die Ernährung hier erheblich Einfluss nehmen. Die älteren Leser kennen vielleicht folgendes Geheimrezept: Ein Deziliter Rotwein plus ein Teelöffel Traubenzucker (besser wäre D-Ribose) plus ein rohes Eigelb. Das Ganze verquirlen und täglich trinken. Zwei Kapseln Krillöl haben sicherlich noch einen besseren Effekt, denn hier fällt die Alkohol-Komponente weg.

Vorteile von Lecithin

- Erhöht die Durchlässigkeit der Zellmembran
- Wirkt einer Verfettung der Leber entgegen
- Schützt Nervenzellen
- Verbessert die Konzentration & Gedächtnisleistung
- Beugt Alzheimer vor
- Fördert Fettabbau
- Reguliert den Cholesterinspiegel
- Senkt das Risiko für Brustkrebs

Quelle: Dana Haralambie / Lecithin & Co., Lebensbaum-Verlag

Das Cholin im Phoshatidylcholin ist übrigens auch Baustein für den wichtigsten Neurotransmitter (Nervenbotenstoff) Acethylcholin. Dieser vermittelt u.a. die Erregungsübertragung zwischen Nerv und Muskel. Um beim obigen Beispiel zu bleiben: Sie könnten den Lichtschalter nicht betätigen ohne Acetylcholin.

Der wichtigste Nervenbotenstoff ist sowohl für den sympatischen (anregenden) Teil, als auch den parasympatischen (sedierenden) Anteil des vegetativen Nervensystems von Bedeutung. Bei der Alzheimerschen Erkrankung sterben hauptsächlich Nervenzellen ab, die Acetylcholin produzieren. Mit Acetylcholinesterase-Hemmern versucht man das Ganze medikamentös zu verzögern. Wichtiger wäre jedoch dem Körper die Bausteine zur Verfügung zu stellen, aus denen er dann den wichtigsten Neurotransmitter herstellen kann. Daher schreibt Dr. Burgerstein in seinem *Handbuch der Nährstoffe*: *„Ein Zeichen für Alzheimer-Krankheit ist ein niedriger Acetylcholinspiegel im Gehirn. Cholin und Lecithin vermögen Menschen mit Alzheimer und anderen Formen von Demenz zu helfen, indem der Acetylcholinspiegel im Gehirn angehoben wird."*

Der englische Ernährungsforscher Patrick Holford hat ein sehr bemerkenswertes Buch geschrieben. Es trägt den Titel: *Optimale Ernährung für die Psyche.*

Er schreibt darin viel über die Bedeutung von Aminosäuren, aber auch über die Omega-3-Fettsäuren EPA und DHA. Auch den Phospholipiden ist ein eigenes Kapitel gewidmet. Holford bezeichnet sie als **„Die besten Freunde Ihres Gedächtnisses".**

Es gibt zwei Arten von Phospholipiden:

- Phosphatidylcholin

- Phosphatidylserin

Beide Arten sind im Krillöl vorhanden und beide sind für unser Gehirn wichtig. Das Gehirn ist das phospholipidreichste Gewebe unseres Körpers. Es besteht hauptsächlich aus Phosphatidylcholin (PC), Phospoltidylserin (PS) und DHA.

Krillöl enthält darüber hinaus einen Anteil von rund zehn Prozent Sphingomyelin, ein weiterer wichtiger Bestandteil der Myelinschicht.

Es macht einen Unterschied, ob Sie Phosphatidylcholin aus pflanzlicher Quelle oder aus dem Krillöl beziehen. Beim pflanzlichen Lecithin hängen am Glycerinmolekül Omega-6-Fettsäuren. Beim Krillöl werden EPA und DHA verwendet, was die Zellen noch flexibler macht.

Phospolipid-Strukturen

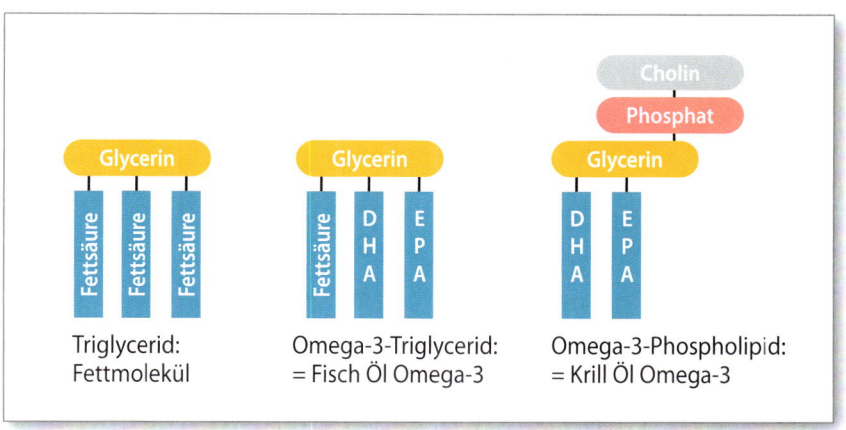

Quelle: Dr. Siebrecht, OM & Ernährung 2013, Nr. 144

Weiter oben wurde beschrieben, dass Phospholipide die wichtigsten Bestandteile der Zellmembran sind. Unsere Zellen benötigen sowohl fett- als auch wasserlösliche Substanzen. Jede Zelle ist eine kleine Welt für sich mit vielen Zellorganellen. Die bekanntesten sind Ribosome, das endoplasmatische Retikulum und die Mitochondrien (Energiekraftwerke). Auch die Zellorganellen haben eine Membran und auch die besteht aus Phospholipiden.

Phosphatidylcholin für den gesunden Darm

Phospatidylcholin (PC) ist nicht nur ein wichtiger Baustein für Gehirn- und Nervenzellen, sondern auch für eine intakte Darmschleimhaut. Darauf wies eine Studiengruppe von der Uni Heidelberg im Jahr 2011 hin.

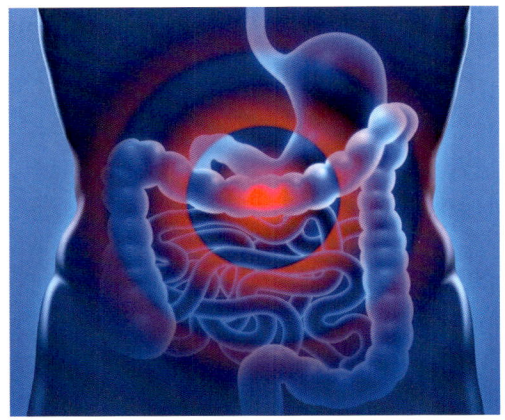

Entzündliche Darmerkrankungen wie Colitis Ulcerosa und Morbus Crohn sind auf dem Vormarsch. Immer mehr Menschen leiden unter diesen beiden Krankheiten. Durchfälle, Blut im Stuhl, Abzessbildung, Gelenkbeschwerden und weitere Symptome können eine Spätfolge dieser Erkrankungen sein. Auch die Gefahr Darmkrebs zu entwickeln, nimmt durch entzündliche Vorgänge im Darm zu.

Aus therapeutischer Sicht sind hier mehrere Maßnahmen notwendig, um den Darm wieder zu regenerieren. Oftmals werden bestimmte Lebensmittel nicht vertragen. Allen voran die glutenhaltigen wie Weizen, Dinkel, Gerste, Hafer und Roggen. Manche vertragen auch keine Milchprodukte (Laktoseunverträglichkeit) oder keinen Fruchtzucker (Fruktoseunverträglichkeit). Fast immer liegt eine Dysbiose vor.

Durch Antibiotikatherapie oder Fehlernährung breiten sich krankmachende Keime im Darm aus. Hier ist es wichtig mit einer guten Probiotikamischung entgegenzusteuern. Bewährt hat sich *Super 8* von Dr. Erasmus, denn darin ist die Keimzahl ausreichend hoch, um den Darm mit guten Darmbakterien zu versorgen.

Die Lebensmittel, die Sie nicht vertragen, müssen Sie eine Zeit lang konsequent meiden. Schauen Sie auch darauf, dass sie genügend Zink und Vitamin B_6 im Blut haben. Diese Vitalstoffe werden benötigt, um Verdauungsenzyme und im Magen Salzsäure zu produzieren. Nur so kann die Nahrung richtig verdaut werden.

Damit die Entzündung auf natürliche Weise eingedämmt wird, sind folgende Naturstoffe ratsam: Weihrauchextrakt (Das Cortison der Natur), OPC, Curcuma, Mumijo und Omega-3-Fette.

Mit Krillöl haben Sie auch hier einen Synergieeffekt. DHA und EPA halten die Entzündung in Schach und Phosphatidylcholin (PC) regeneriert die Darmschleimhaut. Die Wissenschaftler von der Uni Heidelberg schreiben dazu:

„Wir machten die hochinteressante Feststellung, dass die PC-Konzentration im Schleim des Dickdarms bei Patienten mit Colitis Ulcerosa deutlich vermindert ist. Wir glauben daher, dass der Mangel an PC ursächlich an der Entstehung der Colitis Ulcerosa beteiligt ist. Durch den Mangel an Phospahtidylcholin kommt es zu einer verminderten „Fettschutzschicht", daher können die wässrigen Bestandteile aus dem Darminhalt in direktem Kontakt zur Darmwand treten. Darin enthaltene Bakterien, Fremdkörper und Giftstoffe führen jedoch bei Kontakt zum Darm zu Gegenreaktionen des Immunsystems; es kommt zur Entzündung."

In ihrer Studie konnten die Forscher 80 Prozent der Patienten durch PC vom Cortison wegbekommen. Bei der Hälfte der Probanden konnten die Darmentzündungen komplett ausgeheilt werden.
(Quelle: www.klinikum.uni-heidelberg.de)

Krillöl hilft der Leber

Haben Sie schon mal den Begriff „Menschenstopf-Leber" gehört? Nein, die meisten kennen nur Gänsestopfleber. In Frankreich eine beliebte Delikatesse, gleichzeitig aber eine üble Tierquälerei. Gänse werden mit Unmengen von Kohlenhydraten (meist Mais) gemästet. Dabei wird den Vögeln mehrmals täglich ein 50 cm langes Metallrohr in den Schlund gestoßen. Arbeiter pumpen den Tieren ca. 1,2 kg Futterbrei pro Tag in den Magen. Das ist die fünffache Menge der normalen Nahrungsaufnahme. Diese Tortur dauert 12 bis 21 Tage. Die Leber der Gänse schwillt auf das Sechs- bis Zehnfache der normalen Größe. Glücklicherweise ist das Zwangsstopfen in den meisten Ländern inzwischen verboten. Nur in Frankreich, Belgien, Spanien und Bulgarien wird es hier in Europa noch praktiziert.

Wir Menschen lassen unsere Leber freiwillig verfetten. Wir stopfen zwar nicht das Fünffache an Nahrung in uns rein, doch manche Zeitgenossen gut und gerne das Doppelte von dem, was nötig wäre.

Wir hören auch nicht nach 21 Tagen mit der Mast auf. Bei den Übergewichtigen zieht sich dieser Prozess über Jahrzehnte hin. Bei Menschen, die bereits einen „Rettungsring" um den Bauch haben, ist die Wahrscheinlichkeit, dass innere Organe wie die Bauchspeicheldrüse und die Leber verfettet sind, sehr hoch. Rund 70 Prozent der übergewichtigen Erwachsenen haben eine Fettleber. Bis vor einigen Jahrzehnten dachte man, die kommt nur vom Alkohol. Inzwischen ist klar erwiesen: Die Fettleber entwickelt sich primär durch ein Übermaß an Kohlenhydraten. Dr. Erasmus pflegt immer zu sagen *Kohlenhydrate sind nicht deklarierte Fette*". Man kann das gar nicht oft genug betonen: Kohlenhydrate wie Brot, Nudeln, Kartoffeln, Mais, Reis, Pizza, Kuchen und so weiter, werden spielend leicht in Fett umgewandelt, wenn sie nicht durch intensive Bewegung verbrannt werden.

Die Medizin hat inzwischen einen Namen für diese Art von Fettleber geprägt. Man spricht von der NAFLD (aus dem englischen „Non-Alcoholic Fatty Liver Disease") in unserer Sprache: Nichtalkoholische Fettlebererkrankung.

Nun, was ist daran so schlimm, wenn die Leber im Laufe der Jahre verfettet? Die Leber ist unser wichtigstes Stoffwechselorgan und unsere größte Drüse. Man könnte die Leber mit einer gigantischen Chemiefabrik vergleichen. In ihr werden u.a. folgende Stoffe synthetisiert: Cholesterin, Gallensäure, Eiweißstoffe wie Albumin, Globuline und Gerinnungsfaktoren. Die Leber ist auch ein Speicher für Fette, Glukose (in Form von Glykogen), einige Vitamine und Blut. Auch bei der Entgiftung spielt die Leber eine zentrale Rolle. Sie entgiftet nicht nur Medikamente und Toxine, sondern auch körpereigene Stoffe. So wird in der Leber zum Beispiel das Gift Ammoniak zum relativ harmlosen Harnstoff abgebaut.

Wenn ihre Leber im Laufe der Jahre verfettet, funktionieren all die vielen tausend Stoffwechselprozesse nicht mehr so gut. Doch damit nicht genug. Die Gefahr an Diabetes Typ-2 zu erkranken steigt enorm. „*Ohne Fettleber gibt es keinen Typ-2-Diabetes*", sagt Prof. Häring von der Uni Tübingen. Auch die Entstehung von Herz-Kreislauf-Erkrankungen wird durch eine fette Leber begünstigt.

Wie kann Krillöl helfen die Leber zu entfetten? Auf den ersten Blick scheint es ja zunächst paradox zu sein. Um Fett und Cholesterin wieder

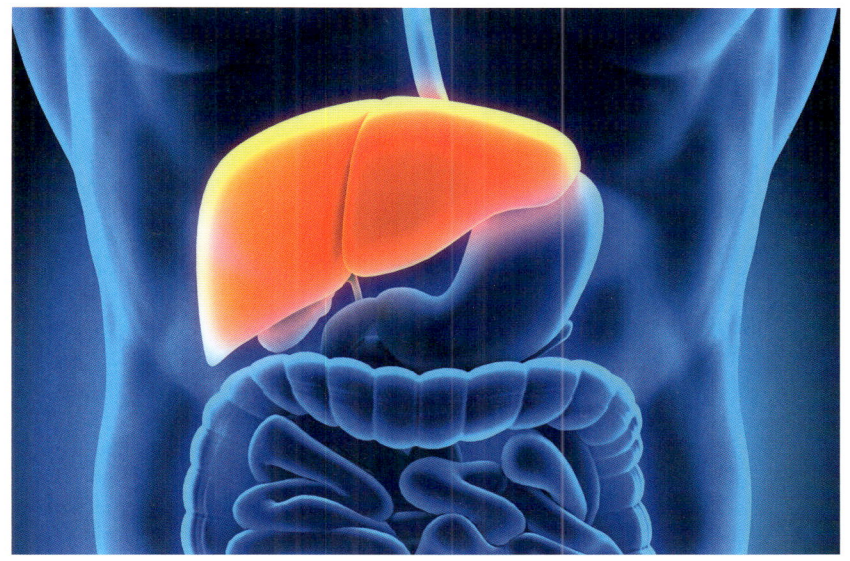

aus der Leber herauszubekommen, werden Transportmoleküle benötigt. Diese werden VLDL- Lipoproteine genannt. Phosphatidylcholin ist ein notwendiger Bestandteil der VLDL-Partikel. Diese transportieren Fett aus der Leber zu den Geweben oder Zellen, wo das Fett verbrannt wird, z.B. in Muskelzellen.

Wir sehen, dass allein der Inhaltsstoff PC mit seinem Cholinanteil unglaublich viele Vorteile bringt. Einen weiteren möchte ich zum Abschluss des Kapitels noch erwähnen. Unter fortschrittlichen Kardiologen ist ein hoher Homocysteinwert gefürchtet. Jahrzehnte haben die Ärzte nur auf den Cholesterinwert geschaut. Dabei ist ein hoher Homocysteinwert für unser Herz weitaus gefährlicher. Es gibt zwei natürliche Wege um diesen zu senken. Der eine funktioniert über Folsäure, sowie die Vitamine B_6 und B_{12}. Der andere Weg geht über Betain (ein Metabolit von Cholin). PC kann also helfen, das schädliche Homocystein in den wichtigen Eiweißbaustoff Methionin umzubauen.

Mit Hilfe des Inhaltsstoffes Cholin im Krillöl kann durch die Senkung des Homocysteinspiegels das Risiko von Herz-Kreislauf-Erkrankungen erheblich reduziert werden.

Warum Krillöl
besser als Fischöl ist

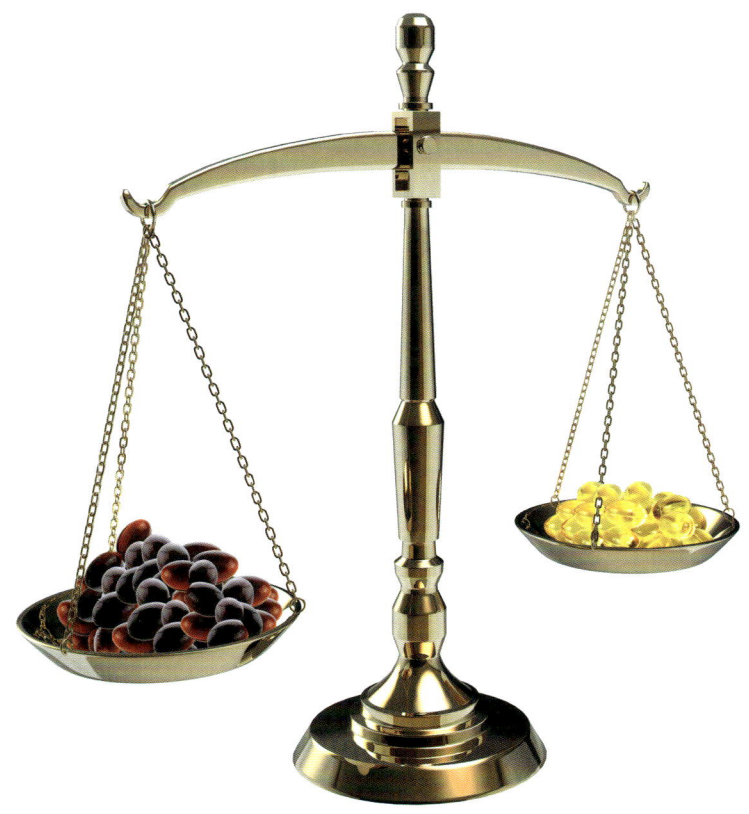

Viele von den Studien, die ich in diesem Buch erwähne, wurden mit Fischöl gemacht. Keine Frage, Fischöl hat in den vergangenen 30 Jahren sicherlich vielen Menschen zu einem verbesserten Gesundheitszustand verholfen. Wenn man jedoch Krillöl und Fischöl vergleicht und beide objektiv betrachtet, dann weist Krillöl ganz eindeutig etliche Vorteile auf. Das beginnt schon damit, dass Sie beim Krillöl nicht dieses unangenehme Aufstoßen und keinen fischigen Nachgeschmack haben. Durch die Phospholipide wird das Öl emulgiert und verteilt sich schnell im ganzen Magen bis in die unteren Regionen. Das Fischöl schwimmt lange im oberen Teil des Magens und verursacht häufig unangenehmes Aufstoßen.

Zudem ist die Reinheit von Krillöl ein großer Vorteil. Es enthält 100 bis 1000 Mal weniger Schwermetalle und Umweltgifte als konventionelle Fischöle. Das hat zwei Gründe. Zum einen ist das antarktische Wasser sehr sauber. Da gibt es weit und breit keine Industrie. Zum anderen steht Krill am Anfang der Nahrungskette. Jedes Mal, wenn ein kleiner Fisch von einem größeren gefressen wird, reichern sich Gifte um den Faktor 10 an. Raubfische wie Thun- oder Schwertfisch sind dadurch extrem hoch mit Toxinen belastet.

Kein Raubbau an der Natur

Dem Marktverband Margarine, Fette und Öle zufolge werden jährlich eine Milliarde Kilo Fischöl produziert. Der Holländer Dos Winkel geht davon aus, dass dafür bis zu 50 Milliarden Kilo Fisch benötigt werden. Das ist ungefähr ein Drittel des gesamten Fischfangs.

Wenn wir so weitermachen wie bisher, wird es bald still in den Ozeanen sein. In den letzten 100 Jahren sind die Bestände der großen, kommerziellen Fischarten von gut zehn Tonnen pro Quadratkilometer auf nur ein bis zwei Tonnen pro Quadratkilometer gesunken. Zwar werden seit einigen Jahren die Fangquoten streng reglementiert, doch viele „Piratenfischer" halten sich nicht daran. Allein der Wert der illegalen Fänge wird laut Greenpeace auf 6,5 Milliarden Euro pro Jahr beziffert. Im Jahr 1996 wurde gemäß dem „Worldwatch Institute" legal Fische im Wert von 54 Milliarden Dollar aus dem Meer gezogen.

In den riesigen Treibnetzen, die bis zu 64 Kilometer lang sind, sterben auch kleine Wale und Delfine einen grausamen und nutzlosen Tod. Zu den aktiv genutzten Netzen kommen noch Tausende Kilometer von alten, losgerissenen oder gekappten Treibnetzen. Sie bleiben über viele Jahre eine tödliche Falle für viele Meeresbewohner, da sich ihr Nylongewebe kaum zersetzt. In den Geisternetzen verenden nochmals so viele

Fische, wie offiziell gefangen werden. In der Statistik tauchen sie jedoch nicht auf.

Der Fang von Krill läuft anders ab. Mit einer speziellen Saugvorrichtung werden die kleinen Garnelen lebend über einen Schlauch an Bord des Schiffes gebracht. Andere Fische werden durch diese Methode regelrecht herausgefiltert bzw. außen vor gelassen. Dieses spezielle Verfahren für den Fang von Krill wurde von der MSC (Marine Stewardship Council) zertifiziert. Das MSC Gütesiegel steht für nachhaltige Fischerei. In der Einleitung wurde ja bereits erwähnt, dass nur 0,03 % des geschätzten Krillbestandes jährlich gefischt wird. Den täglichen Bedarf an essentiellen Fettsäuren sollten wir ohnehin maßgeblich mit pflanzlichen Ölen decken. Krillöl dient in erster Linie der Versorgung mit EPA, DHA, Phospholipiden und Astaxanthin. Über deren gesundheitliche Vorteile wurde ausführlich berichtet.

Fischöl - ein Industrieprodukt?

Bei der Herstellung von Krillöl gibt es nur wenige Verarbeitungsschritte. Die kleinen Garnelen werden gefangen und vermahlen. Mit Hilfe von natürlichen Stoffen wird das Öl herausgelöst und dann verkapselt.

Anders die Produktion von Fischöl. Zunächst werden Fische zerlegt und bei 90° C für 15 Minuten erhitzt. Danach wird die Masse gepresst und gefiltert. Mittels einer Zentrifuge werden dann Öl und Wasser getrennt. Das Öl wird anschließend mit zehn Prozent Wasser bei kochend heißen Temperaturen gereinigt. Danach wird eine 80-prozentige Phosphorsäure eingesetzt, um das Öl zu entschleimen. Wieder wird das Ganze zentrifugiert.

Der nächste Schritt ist die Neutralisation mit Natronlauge. Um diese wieder zu entfernen, wird Zitronensäure hinzugefügt. Jetzt kommen Bleichmittel zum Einsatz. Das Öl soll ja gut aussehen ….

Nach dem Bleichen setzen manche Hersteller noch Absorber ein, um Schwermetalle und PCB zu reduzieren. Zu guter Letzt wird das Fischöl noch mit Wasserdampf behandelt, um den ranzigen Geruch abzumildern. Danach wird verkapselt. Wer will das dann noch schlucken, wenn man die Prozedur kennt?

Krillöl ist besser bioverfügbar

Bei Vitalstoffen muss man immer die Frage stellen: Wie gut kann mein Körper dies aufnehmen und verwerten? Natürliche Vitamine und Mineralstoffe haben eine viel bessere Bioverfügbarkeit als synthetisch hergestellte, die Sie in Supermärkten oder Drogerien finden. Ein Vitamin C aus der Acerolakirsche ist nicht das Gleiche wie Ascorbinsäure aus der Chemiefabrik. Im natürlichen Produkt sind immer auch sekundäre Pflanzenstoffe enthalten, die die Wirksamkeit erhöhen.

Im direkten Vergleich mit Fischöl schneidet Krillöl auch hinsichtlich der Bioverfügbarkeit besser ab. Das liegt an der besseren Resorption im Darm, da Krillöl mit Wasser eine stabile, homogene Suspension eingeht. Die Forscher Maki (2009) und Ulven (2011) haben in Studien den Omega-3-Spiegel im Blutplasma nach vier und nach sieben Wochen gemessen. Bei der Gruppe, die Krillöl bekam, lag der Omega-3-Plasmaspiegel um 45 % höher. Selbstverständlich bekamen beide Gruppen die gleiche Menge Fisch- bzw. Krillöl.

Konzentration von Omega-3-Fettsäuren im Butplasma nach gleichen Mengen Fisch- und Krill-Öl

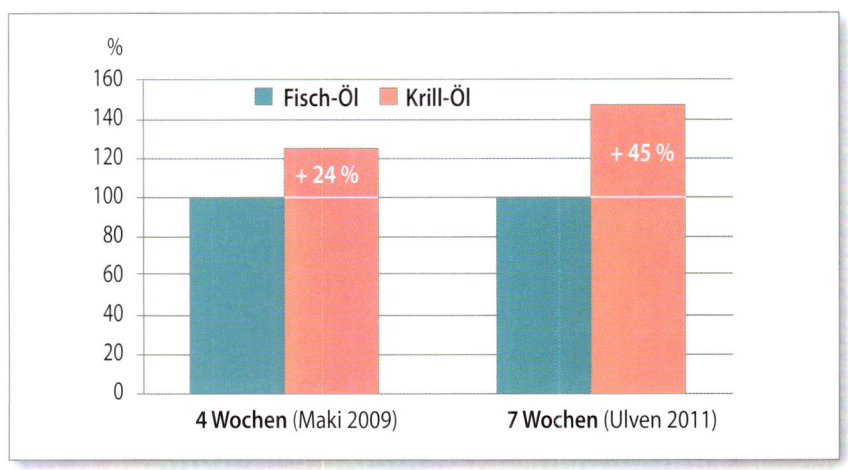

Quelle: Dr. Siebrecht, OM & Ernährung 2013, Nr. 144

Der Forscher Ulven hat im Jahr 2010 in einer Studie die Wirkung vom Krillöl mit Fischöl in Bezug auf die Senkung der Blutfettwerte verglichen. Beide Öle können die Plasma-Triglyceride senken und „gutes" HDL-Chlosterin erhöhen. Allerdings ist auch hier das Krillöl wirksamer. Hohe Plasma-Triglyceridspiegel gelten als Risikofaktor für Herzinfarkt und Schlaganfall. Beim Cholesterin ist es das oxidierte LDL (Low-Density-Lipoprotein), das für Gefäßverkalkungen verantwortlich gemacht wird. Dem HDL (High-Density-Lipoprotein) wird eher eine gefäßschützende Wirkung zugeschrieben.

Krillöl wird leichter in Zellmembranen eingebaut

Da im Fischöl die Fettsäuren an Triglyceride gebunden sind, nutzt der Körper sie meist wie jede andere Fettquelle. Das heißt, sie werden in Fettzellen gespeichert oder in den Mitochondrien verbrannt.

Die Omega-3-Phospholipide aus dem Krillöl werden primär als Membranbestandteil verwendet. Dazu der Experte Dr. rer. nat. Stefan Siebrecht: „Krillöl Omega-3-Phospholipide landen zu einem viel höheren Prozentsatz in den körpereigenen Zellmembranen als die Omega-3-Fettsäuren aus Triglyceriden. Dort innerhalb der Zellmembranen liegt der eigentliche Zielort der Omega-3-Fettsäuren und sie entfalten ihre Wirkung bezüglich der Entzündungsvorgänge und der Signalübermittlung."

Auf Qualität achten

Das vorherige Kapitel zeigt, dass Krillöl in vielen Punkten den herkömmlichen Fischölen überlegen ist. Da Krillöl viele gesundheitliche Vorteile bietet gibt es inzwischen unzählige Anbieter. Als Verbraucher sollten Sie darauf achten, dass das Produkt MSC-zertifiziert ist. Das Siegel steht für „nachhaltige Fischerei" und sieht so aus:

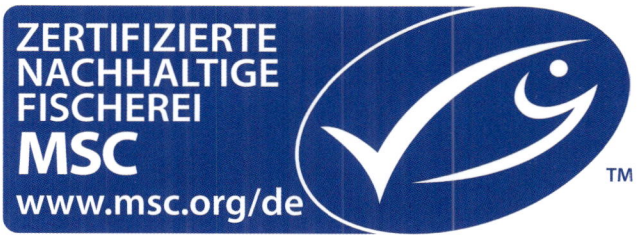

Qualitativ hochwertig und empfehlenswert ist *O-Krill 3 von Udo Erasmus.* Der Krill, aus dem das Öl hergestellt wird, stammt aus der Antarktis, dem saubersten Ozean der Welt. Dort gibt es keine Schadstoffe. Krillöl ist durch das Astaxanthin vor Oxidation geschützt. Es schadet also nicht, wenn es einige Tage nicht gekühlt wird. Das Verfahren für den Fang ist einzigartig. Über eine spezielle Saugvorrichtung wird nur Krill an Bord geholt, keine anderen Meeresbewohner. Das Verfahren wurde unter dem Namen *ECO-Harvesting*[TM] patentiert. Der englische Begriff *Harvesting* steht für ernten. Frei übersetzt könnte man sagen *ökologisches ernten.* Das *ECO-Harvesting*[TM] ist von der MSC (Marine Stewardship Council), einer unabhängigen Non-Profit-Organisation, zertifiziert worden. Der Krill wird frisch und lebendig an Bord genommen und sofort weiterverarbeitet, um alle Nähr- und Vitalstoffe zu bewahren.

Produziert wird *O-Krill 3* von der Firma Aker BioMarine. Der hohe Qualitätsstandard wurde von Dr. Udo Erasmus überprüft. Der Fettexperte wurde hier schon öfters erwähnt. Seine pflanzlichen Öle *Omega-*

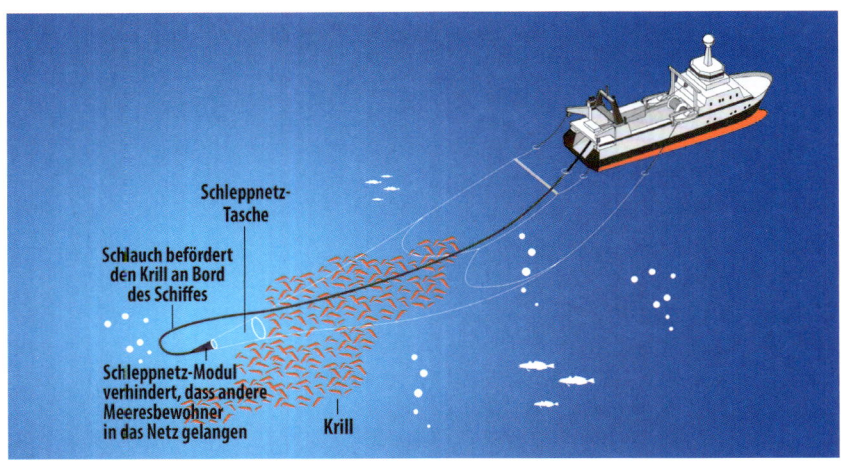

Schleppnetz-Tasche

Schlauch befördert den Krill an Bord des Schiffes

Schleppnetz-Modul verhindert, dass andere Meeresbewohner in das Netz gelangen

Krill

3-Plus und *Omega-3-DHA* sind im deutschsprachigem Raum recht bekannt und der Innbegriff von Qualität. Das Motto von Dr. Erasmus lautet: *„Ich mache Öle für die Gesundheit und nicht für die Haltbarkeit."*

Bei O-Krill-3 stimmt die Qualität und das Preis-Leistungs-Verhältnis. Sie sollten nicht viel mehr als 25,- € für 60 Kapseln ausgeben (Stand Ende 2013).

Zu günstig sollte Krillöl allerdings auch nicht sein. Inzwischen gibt es sogar schon gepanschtes Öl, das als Krillöl verkauft wird. Unseriöse Firmen mischen Fischöl mit Sojaphospholipiden und Astaxanthin aus Algen und verkaufen das dann billig.

Bei den hochwertigen *O-Krill 3*-Kapseln können Sie als Kunde können sogar zurückverfolgen, woher das Krillöl in stammt. Der genaue Fang-Ort jeder Charge ist bekannt und wird dokumentiert. Auf der Unterseite der O-Krill-Verpackung finden Sie die Chargen- bzw. Los-Nummer. Wählen Sie diese im folgenden Aufklapp-Menü aus, dann wird Ihnen das Fanggebiet auf der Karte angezeigt. Quelle: http://www.udoschoicekrill.com

Mit zwei Kapseln O-Krill 3 nehmen sie täglich 120 mg EPA und 56 mg DHA auf. Bei den Phospholipiden sind es sogar 400 mg. Es sind weder Farb- noch Geschmacks- noch Konservierungsstoffe zugesetzt. Auch für Allergiker ist es geeignet, da es weder Hefe noch Milch oder Gluten enthält.

Die häufigsten Fragen zu Krillöl

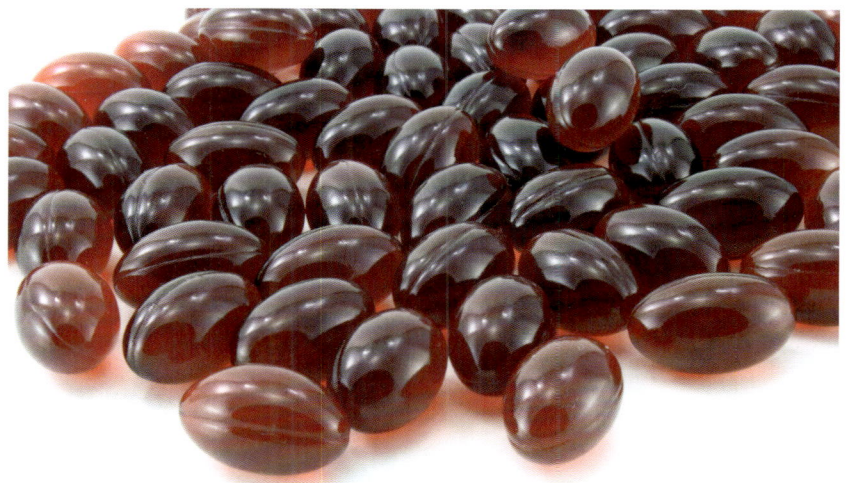

Ich habe eine Allergie gegen Schalentiere.
Kann ich Krillöl einnehmen?
Das wichtigste Allergen der Krebstiere ist das Tropomyosin. Es kommt im Krill genauso vor wie im Hummer oder in Krabben. Bei der Herstellung von Krillöl wird jedoch die Schale und jede Art von allergenen Proteinen entfernt. Trotzdem sollten Sie bei einer wissentlichen Allergie gegen Krustentiere Krillöl beim ersten Mal zur Sicherheit nur unter Aufsicht Ihres Arztes einnehmen.

Vielleicht kann Ihr Arzt Sie auch mit dem Armlängen-Reflextest oder mit Kinesiologie vorher testen. Wenn Sie als Krustentier-Allergiker ganz auf der sicheren Seite sein wollen, dann nehmen Sie das *Omega-3-DHA* von Dr. Erasmus. Das DHA wird aus Algen gewonnen, die unter kontrollierten Bedingungen in Tanks gezüchtet werden. Ein Teil des DHA kann der Körper auch leicht in EPA umwandeln.

**Krillöl ist teurer als das Fischöl, das ich bisher
im Drogeriemarkt gekauft habe.
Ist der höhere Preis gerechtfertigt?**

Qualität hat schon immer einen höheren Preis. Bei Fischölen ist die Belastung mit Schwermetallen und anderen Toxinen wie PCB oft bedenklich. Manche Fischöle sind gereinigt, was diese Produkte aber auch wieder teurer macht. Die sehr billigen Fischöle werden aus Beifängen oder gar aus Fischabfällen gewonnen. Durch Hitze, Sauerstoff und Licht können gesundheitsschädliche Substanzen entstehen (Transfettsäuren). Die Bioverfügbarkeit von Krillöl ist besser, als jene von Fischöl. Mit anderen Worten: Sie müssen weniger Krillöl als Fischöl nehmen um einen vergleichbaren Effekt zu erzielen. Schon allein dadurch relativiert sich die Preisdifferenz.

Hat Krillöl irgendwelche Nebenwirkungen?

Ja, ihr Wohlbefinden nimmt zu. Sie können sich besser konzentrieren und Ihr Gedächtnis verbessert sich. Es kann sein, dass sich Ihre Allergien bessern. Möglicherweise wird auch Ihre Haut glatter.

Gibt es Wechselwirkungen mit Medikamenten?

Krillöl verbessert die Fließeigenschaften ihres Blutes. Wenn Sie einen Gerinnungshemmer nehmen, sollten Sie in engeren Abständen Ihren Quick-Wert beobachten lassen. Erfahrungsgemäß kann die Dosierung des Gerinnungshemmers langsam heruntergefahren werden. Das gleiche gilt auch für die Medikamente gegen: Bluthochdruck, Entzündungen, hohe Cholesterinwerte und Depressionen.

Enthalten die Kapseln irgendwelche Zusätze?

Nein, O-Krill 3 enthält nur reines, unverfälschtes Krillöl.

Kann ich mit Krillöl meinen Bedarf an essentiellen Fettsäuren decken?
Nein, die Basis sollte ein Omega-3-reiches, pflanzliches Öl sein. Mit zwei Esslöffel am Tag decken Sie 95 % Ihres Bedarfs an lebensnotwendigen Fetten. Krillöl kommt als krönendes Element noch obendrauf. Zwei Kapseln genügen für die Versorgung mit EPA und DHA. Wenn Sie an einer neurologischen Erkrankung wie Parkinson, ALS, Multiple Sklerose, ADHS oder Alzheimer Demenz leiden, können Sie auch vier bis acht Kapseln am Tag nehmen. Das gleiche trifft auf Krebs oder entzündliche Erkrankungen auf.

Optimale Tageszufuhr von Omega-Fettsäuren

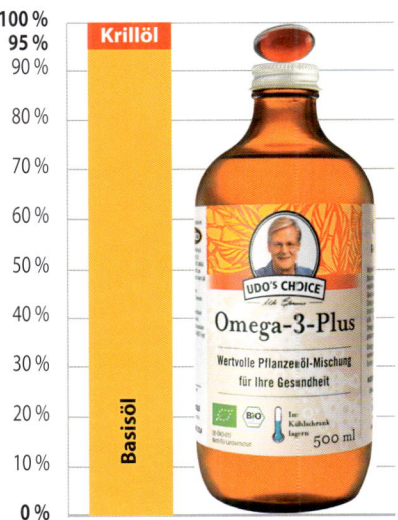

Fazit

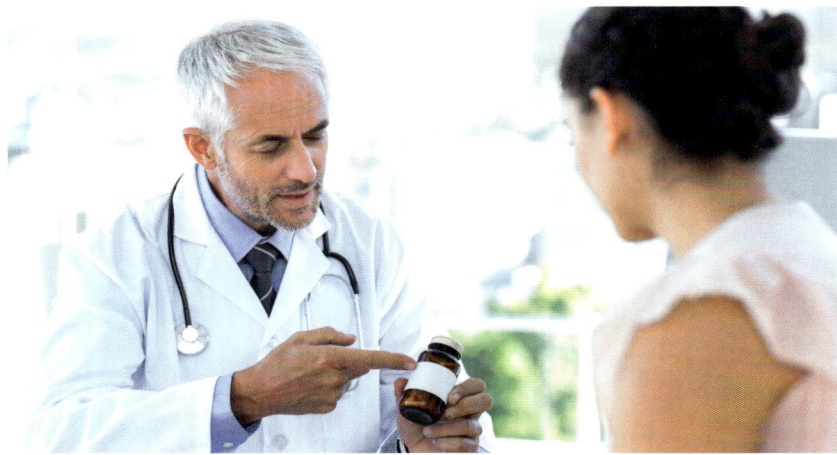

Zu keiner Zeit gab es so viele chronisch kranke Menschen wie heute. Von Jahr zu Jahr werden es mehr. Das sehen wir auch deutlich an den gestiegenen Kosten im Krankheitswesen (von Gesundheitswesen kann man ja nicht sprechen). Innerhalb von 40 Jahren sind die Kosten um mehr als das Zehnfache gestiegen. In der BRD gab man bereits im Jahr 2007 pro Einwohner und Jahr über 3.500 Euro aus. Da sind wohlgemerkt auch alle Bürger unter 40 mit reingerechnet, die ja meist noch relativ gesund sind.

Wir müssen etwas ändern. Gesundheit muss bezahlbar bleiben. Das geht nur, wenn wir mehr für unsere Vorsorge und dafür weniger für Krankheiten ausgeben. Wir müssen weg von der Reperaturmedizin, die nur Symptome behandelt, hin zu einer ganzheitlichen Medizin, die den Ursachen auf den Grund geht. Von politischer Seite wird sich da kaum etwas ändern. Derzeit fließen 99 Prozent des Geldes in die Therapie und nur ein Prozent in die Gesundheitsvorsorge. Sie, als gesundheitsbewußter Leser sollten es genau umgekehrt machen. Experten schätzen, dass in Deutschland allein die Ausgaben für die durch falsche Ernährung bedingten Krankheiten schon mindestens 30 Prozent der Gesamtausgaben des Krankheitssystems verschlingen. Geld für gute Ernährung und für ausgewählte Nahrungsergänzungsmittel ist hervorragend investiert. Auch wenn die Mainstreampresse ständig versucht, Sie vom Gegenteil zu überzeugen. Man muss die Dinge langfristig betrachten. Kurzfristig ist zum Beispiel der Einkauf auf dem Wochenmarkt oder im Bioladen etwas kostenintensiver. Im Alter jedoch sparen Sie sich das Geld für den Rollator, aufwendige Behandlungen, eine private Pflegekraft oder gar einen teuren Platz im Pflegeheim. Was zählt ist die Lebensqualität, die Sie im fortgeschrittenen Alter haben.

Eine vitalstoffreiche Ernährung inklusive guter, hochwertiger Öle ist und bleibt die Basis einer gesunden Lebensweise. In der heutigen Zeit müssen wir noch mehr darauf achten als unsere Vorfahren. Die Problematiken sind bekannt: Umweltverschmutzung, Schwermetalle, Pestizide, radioaktive Belastung, Stress, Elektrosmog, Mobilfunkstrahlung und so weiter. Krebs und neurologische Erkrankungen wie Multiple Sklerose, Parkinson und Alzheimer breiten sich rasant aus.

„Wo Gefahr ist, da wächst das Rettende auch", erkannte der deutsche Lyriker Friedrich Hölderlin bereits vor mehr als 200 Jahren. Krillöl ist sicher nicht das alleinseligmachende Wundermittel gegen alle Gebrechen dieser Welt. Aufgrund der guter Erfahrung und der hervorragenden Studienergebnisse sind wir uns sicher: Es wird in den meisten Fällen eine deutliche Besserung bringen. Unzähligen Menschen könnte damit auf einfache Weise geholfen werden. Das Öl der kleinen Garnelenart ist ein wichtiges Lebensmittel für die Menschen im 21. Jahrhundert. Erzählen Sie auch Ihren Freunden und Bekannten davon. Jeder kennt jemanden, der an Depressionen, Herzschwäche, Allergien, Alzheimer, Krebs oder einer anderen Erkrankung leidet, die durch Krillöl gelindert werden könnte.

Wir möchten Krillöl in unserem täglichen Vorsorge-Programm nicht mehr missen. Warten Sie nicht bis Sie krank werden! Schon in der Prävention kann das Öl aus der Antarktis hervorragend wirken. Krillöl bringt den Körper mehr in Richtung Gesundheit. Das werden Sie merken, wenn Sie es täglich nehmen.

Alles Gute für Ihr persönliches Wohlbefinden wünschen

Reiner Otto Schmid & Walter Binder

Literaturverzeichnis

Béliveau, Richard & Gingras, Denis (2007): Krebszellen mögen keine Himbeeren, Kösel-Verlag

Burri, Lena (2013): Krill Oil, Ponte Press

Erasmus, Udo (2001): Choosing the Right Fats, Alive Books

Erasmus, Udo (1986): Fats that Heal, Fats that Kill, Alive Books

Gonder, Ulrike (2006): Fett!, Hirzel-Verlag

Gonder, Ulrike & Worm, Nicolai (2010): Mehr Fett!, Systemed-Verlag

Haralambie, Dana (2010): Lecithin & Co, Lebensbaum-Verlag

Holford, Patrick & Colson, Deborah (2006): Optimale Gehirnernährung für Kinder, VAK-Verlag

Holford, Patrick (2003): Optimale Ernährung für die Psyche, Veda Nutria

Liebke, Frank (2009): Fisch auf Rezept, Remerc-Verlag

Pirc, Karin (2001): Den Alterungsprozess umkehren, Kamphausen-Verlag

Schmid, Reiner (2009): Ölwechsel für Ihren Körper!, Verlag Ernährung & Gesundheit

Servan-Schreiber, David (2006): Die Neue Medizin der Emotionen, Goldmann

Siebrecht, Stefan (2013): Artikel „Krillöl" in der Fachzeitschrift „OM & Ernährung"

Singer, Peter (1997): Fisch gegen Herzinfarkt, Umschau Buchverlag

Strunz, Ulrich & Jopp, Andreas (2002): Fit mit Fett, Heyne

Treutwein, Norbert (2006): Die Fettlüge, Südwest-Verlag

Winkel, Dos (2008): Was geht schief beim Fisch und dem Fischöl?, Elmar-Verlag

Worm, Nicolai (2013): Menschenstopfleber, Systemed-Verlag

Harris WS. The omega-3 index as a risk factor for coronary heart disease. Am J Clin Nutr. 2008; 87 (6):1997 – 2002.

Maki KC, Reeves MS, Farmer M, Griinari M, Berge K, Vik H, Hubacher R, Rains TM. Krill oil supplementation increases plasma concentrations of eicosapentaenoic and docosahexaenoic acids in overweight and obese men and women. Nutr Res. 2009 Sep;29(9):609-15.

Ulven SM, et al. Metabolic effects of krill oil are essentially similar to those of fish oil but at lower dose of EPA and DHA, in healthy volunteers. Lipids 2011, 46:37-46.

Weitere Bücher von Reiner Otto Schmid

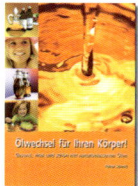

„Ölwechsel für Ihren Körper!"

Gesund, vital und schön mit naturbelassenen Ölen. Ihr Körper hat einen Ölwechsel dringender notwendig als Ihr Auto! Viele Speiseöle enthalten nachweislich krankmachende Substanzen. Andererseits können naturbelassene, sehr schonend gepresste Öle Ihre Gesundheit stärken. Dieses Buch erklärt in verständlicher u. spannender Weise die Heilwirkung lebensnotwendiger Öle. Es beantwortet alle Fragen zum unterschätzten Fettproblem. 112 Seiten / 9,00 €

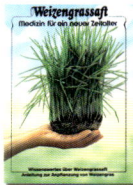

„Weizengrassaft - Medizin für ein neues Zeitalter"

Die moderne Ernährung enthält viel zu wenig grüne, chlorophyllreiche Lebensmittel. Chlorophyllsäfte aus jungen Getreidegräsern gehören zu den besten blutbildenden und blutreinigenden Nährstoffen mit hohem Energiepotential. Weizengrassaft ist ein wahrer Vitaltrunk und enthält alle bekannten Mineralien, lebenswichtige Vitamine, selten Enzyme und insgesamt bis zu vier mal mehr Nährstoffe als das beste Gemüse. 80 Seiten / 9,10 €

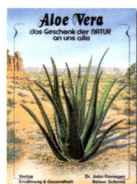

„Aloe Vera - das Geschenk der Natur an uns alle"

Die Wüstenlilie AloeVera ist ein Multitalent, ob zur Hautpflege äußerlich oder als Nahrungsergänzung. Außergewöhnliche Abwehrstärkung, Steigerung der Vitalität und Wohlbefinden durch den Pflanzensaft mit über 160 Nährstoffen. Er hat das Leben von vielen Menschen verändert. Hier finden Sie alle wichtigen Hintergrundinformationen und Anwendungsmöglichkeiten von A bis Z. 80 Seiten / 9,10 €

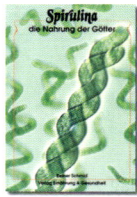

„Spirulina - Nahrung der Götter"

Die Wiederentdeckung der Mikroalge Spirulina platensis schenkt der Menschheit eine außergewöhnliche Energienahrung. Der hohe Proteingehalt mit allen essentiellen Aminosäuren in Verbindung mit vielen lebenswichtigen Nährstoffen macht die Spiralenalge zu einem zeitgemäßen Lebensmittel. Sie hilft, ernährungsbedingte Nährstoffmängel optimal auszugleichen, natürliche Abwehrkräfte zu unterstützen, das Energiepotential zu steigern, Streßzustände zu vermindern, Übergewicht abzubauen und Zellerneuerung und Vitalität zu fördern. 124 Seiten / 9,10 €

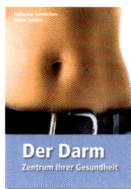

„Der Darm"

Unser Darm ist nicht nur zuständig für die Aufnahme von Nährstoffen, sondern gleichzeitig unser wichtigstes Immunorgan. Das Zentrum unserer Gesundheit liegt in unserem Bauch!
Der Darm hat ungeahnte Auswirkungen auf das gesamte körperliche und seelische Wohlbefinden. Ständig krank und keiner weiß warum...
Naturärzte und Heilpraktiker suchen und finden die Ursache oft in einem kranken Darm. Dieser Ratgeber bietet Ihnen einen kompakten, verständlichen Überblick, wie Sie Ihre Gesundheit dauerhaft verbessern können. 144 Seiten / 14,80 €

Über die Autoren

Walter Binder ist seit 25 Jahren Heilpraktiker in eigener Praxis im Berchtesgadener Land in Bischofswiesen. Er ist Verfasser mehrerer Publikationen, darunter auch von sieben Büchern zum Thema Naturheilkunde, Ernährung, Kinderhomöopathie, Akupunktur und Krebs.

Reiner Otto Schmid lebt und arbeitet als Gesundheitsberater am Ammersee. Er ist Autor von acht Gesundheitsbüchern, darunter Bestseller wie »Weizengrassaft - Medizin für ein neues Zeitalter«, »Aloe Vera - das Geschenk an uns alle« und »Ölwechsel für Ihren Körper!«.